Pfitzner • Sitzgymnastik für Senioren

Tina Pfitzner

Sitzgymnastik für Senioren

Limpert Verlag Wiebelsheim

Die Ratschläge in diesem Buch sind von der Autorin und dem Verlag sorgfältig erwogen und geprüft, dennoch kann keine Garantie übernommen werden. Eine Haftung der Autorin bzw. des Verlages und seiner Beauftragten für Personen-, Sach- und Vermögensschäden ist ausgeschlossen.

Bibliografische Information der Deutschen Nationalbibliothek
Die Deutsche Nationalbibliothek verzeichnet diese Publikation in der Deutschen Nationalbibliografie; detaillierte bibliografische Daten sind im Internet über http://dnb.d-nb.de abrufbar.

2. durchgesehene Auflage 2022

www.limpert.de

Umschlagabbildung: Ann Baldwin/iStockphoto (U1), Scott Krausen (U4)
Zeichnungen: Scott Krausen, Mönchengladbach
Druck und Verarbeitung: Plump Druck & Medien GmbH
Printed in Germany / Imprimé en Allemagne
ISBN 978-3-7853-1994-9

Inhaltsverzeichnis

Vorwort

„Auf die Matte lege ich mich nicht. Das kannst du gleich vergessen. Da komme ich ja nie wieder hoch." Diese oder ähnliche Sätze haben die meisten Übungsleiterinnen wahrscheinlich schon irgendwann einmal zu hören bekommen. Gut, wenn darauf mit Verständnis und einem Angebot alternativer Übungen auf einem Hocker oder einem Stuhl reagiert werden kann. Eine sinnvolle Alternative zu Bewegungsangeboten im Liegen sind solche, die im Sitzen oder hinter einem Stuhl stehend stattfinden. Anstelle von „Stuhlgymnastik" (eine Beschreibung, die eher zum Schmunzeln anregt) heißen die Angebote beispielsweise „Schwitzen im Sitzen" oder „Locker vom Hocker" und können von jedermann und jederfrau leichter bewältigt werden.

Mit dem vorliegenden Buch werden für solche Bewegungsangebote bewährte und abwechslungsreiche Übungen vorgestellt, die überwiegend im Sitzen aber auch hinter einem Stuhl stehend ausgeführt werden und somit von den Teilnehmerinnen besser umgesetzt werden können.

Dieses Buch wendet sich an Übungsleiterinnen und Trainerinnen von Älterengruppen in Sportvereinen sowie an Mitarbeiterinnen in der Altenarbeit, die auf der Suche nach neuen Bewegungsideen, Varianten und Anregungen sind, um Abwechslung in ihre Übungsprogramme zu bringen.

Die Auswahl der Bewegungs- und Aktivierungsideen wurde nicht nach kalendarischem Lebensalter der Zielgruppe, sondern unter dem Aspekt eingeschränkter Gehfähigkeit der Teilnehmerinnen von Bewegungsangeboten getroffen.

Die Ideen zu dieser Übungssammlung habe ich im Rahmen meiner Tätigkeit als Übungsleiterin, als Aus- und Fortbildungsreferentin im Niedersächsischen Turnerbund sowie als Dozentin in der Altenpflege gesammelt und mit Anregungen aus Büchern und Fachzeitschriften ergänzt. Da sich Bewegungsübungen im Laufe der Zeit immer weiterentwickeln, verändern und vermischen, ist die Herkunft leider oft nicht eindeutig erkennbar. Den vielen bekannten und unbekannten UrheberInnen und IdeenlieferantInnen sei an dieser Stelle herzlich gedankt. Mein Dank gilt außerdem den vielen Mitstreitern und Kolleginnen, deren Ideen und wertvolle Anregungen entscheidend zur Entstehung dieser Sammlung von Aktivierungsideen beigetragen haben. Ein Dankeschön auch an alle Teilnehmerinnen der Gruppen, die sich immer wieder auf Neues eingelassen und bei der Erprobung geduldig mitgewirkt haben.

Und nun: Viel Freude beim Ausprobieren.

Tina Pfitzner

Eine Besonderheit der deutschen Sprache ist die übliche Verwendung des Männlichen als Synonym für männlich und weiblich. Vermutlich erleichtert das tatsächlich die Lesbarkeit. Nun gehe ich davon aus, dass der weit größere Teil der Nutzer dieses Buches gar keine Nutzer, sondern Nutzerinnen sind. Oder sind es weibliche Nutzer? Oder soll ich das sogenannte Gendersternchen verwenden und es sind Nutzer*innen? Bei aller gesellschaftlichen Relevanz der Gender-Thematik habe ich mich für diese Publikation entschieden, zwischen der männlichen und weiblichen Schreibweise hin und her zu wechseln. Immer so, dass die Texte für Sie als Leserin gut lesbar sind. Selbstverständlich sind damit auch die Leser gemeint.

„Ich weiß Dir Dank dafür, dass Du
mich so nimmst, wie ich bin.
Was habe ich mit einem Freund zu tun,
der mich wertet?
Wenn ich einen Hinkenden zu Tisch lade,
bitte ich ihn, sich zu setzen,
und verlange nicht von ihm, dass er tanze."

(Antoine de Saint-Exupery)

Einführung

Der Anteil älterer Menschen an der Gesamtbevölkerung wird weiter steigen. Laut Vorausberechnungen des Statistischen Bundesamtes wird die Altersgruppe der 65-Jährigen und Älteren um rund ein Drittel von 16,7 Millionen im Jahr 2008 auf 22,3 Millionen Personen im Jahr 2030 ansteigen. Auch der Bevölkerungsanteil hochaltriger Menschen nimmt zu. Der Anteil der über 80-Jährigen wird von heute 5 Prozent bis Mitte des 21. Jahrhunderts auf 13 Prozent steigen. Das bedeutet, jeder achte Deutsche wäre dann 80 Jahre und älter.

Werden in Studien individuelle Risikoprofile älterer Menschen betrachtet, wird Bewegungsmangel stets als einer der häufigsten Risikofaktoren genannt. Dass körperliche Aktivität in Bezug auf zahlreiche chronische Erkrankungen positive gesundheitliche Effekte hat, ist unbestritten. Auch die positive Wirkung von Bewegung auf die Leistungsfähigkeit des Gehirns und das psychische Wohlbefinden gelten als wissenschaftlich erwiesen. Die förderliche Wirkung auf Gesundheit und Wohlbefinden, die soziale Kontakte und die Freude am gemeinsamen Tun haben, ist gar nicht hoch genug einzuschätzen.

Kaum eine Zielgruppe ist so heterogen wie die Gruppe der Älteren. Neben den leistungsstarken und fitten Älteren gibt es sowohl die nicht mehr oder noch nicht belastbaren Neu- oder Wiedereinsteiger in Bewegungsgruppen als auch die in ihrer Mobilität eingeschränkten Hochaltrigen. Stundeninhalte auf die Fähigkeiten und Bedürfnisse der TeilnehmerInnen einer Älterengruppe anzupassen stellt eine große Herausforderung dar, ist aber unbedingt erforderlich. Ein umfangreiches Repertoire geeigneter Übungen und Aktivierungen kann daher für den Übungsleiter ein großer Vorteil sein.

Hinweise zur Benutzung des Buches

Da die gesammelten Bewegungs- und Aktivierungsideen alle ein übergeordnetes Ziel haben, nämlich die Gesundheitsförderung und den Erhalt von Selbständigkeit bis ins hohe Lebensalter, finden Sie im vorliegenden Buch keine Gliederung nach klassischen Schwerpunkten in der Zielsetzung von Sportstunden.

Die Bewegungsideen sollen insbesondere die psychosozialen Ressourcen der Teilnehmerinnen ansprechen, (neue) Herausforderungen und Aufgaben auch im Alltag zukünftig besser zu bewältigen. Das vorhandene Potential der Gruppe und jedes Einzelnen zu erkennen und zu fördern, soll durch die Bewegungsideen erleichtert werden.

Intentionen
- Einstimmung
- Ausklang
- Kooperation
- Geselligkeit
- Mitgestaltung
- Kommunikation
- Kreativität
- Soziale Kompetenz
- Wettkämpfen
- Stimmungsmanagement
- Wahrnehmung
- Atmung
- Körperwahrnehmung
- Konzentration
- Gehirntraining
- Informationsverarbeitungsgeschwindigkeit

- Koordination
- Geschicklichkeit
- Reaktion
- Rhythmus
- Orientierung
- Gleichgewicht
- Herz-Kreislauf-System
- Kräftigung
- Mobilisation
- Beweglichkeit
- Feinmotorik der Hände und Finger

Für die Durchführung der beschriebenen Übungen muss der Übungsleiter kein Spezialist sein. Die Teilnehmer benötigen für das Mitmachen keine Vorkenntnisse. Die beschriebenen Übungen lassen sich relativ schnell erlernen und umsetzen, und eignen sich daher auch für Ältere, die bisher keine Erfahrungen mit Sport- bzw. Bewegungsangeboten gemacht haben. Das Buch kann auch für diejenigen eine wertvolle Unterstützung sein, die mehr Bewegung in ihr Leben bringen wollen, ihr Sporttreiben aber selbst organisieren wollen.

Alle Bewegungs- und Aktivierungsideen wurden in Älterengruppen erprobt.

Piktogramm-Erläuterungen:

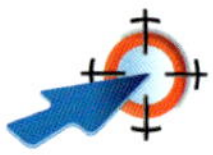 = Intentionen

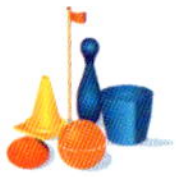 = Material

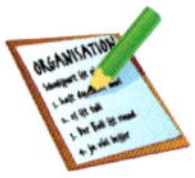 = Organisation

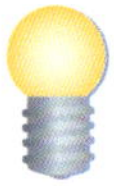 = Bewegungs-/Spielideen

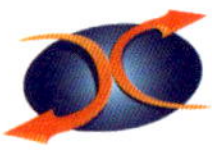 = Variationen

 = Hinweise

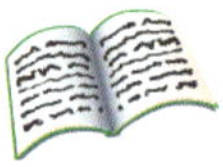 = Liedtext

Zur Bedeutung des Sporttreibens für Ältere

Die besten Voraussetzungen, ein hohes Alter bei verhältnismäßig guter Gesundheit zu erreichen, bietet ein lebenslanges Sporttreiben, das bis ins hohe Alter fortgeführt wird. Allerdings ist es nie zu spät, damit zu beginnen. Auch ältere Neueinsteiger können von körperlicher Aktivität noch erheblich profitieren. Zwar nimmt die Leistungsfähigkeit ab, je älter man wird, die Anpassungsfähigkeit an körperliche Belastung und damit die Trainierbarkeit jedoch bleibt bis ins hohe Alter erhalten.

Für viele Ältere ist die Teilnahme an den klassischen Seniorensportangeboten der Sportvereine aufgrund eingeschränkter Mobilität nicht möglich. Der Weg in die Sporthalle scheint dabei für viele eine besondere Hürde darzustellen. Außerdem verbinden insbesondere Neueinsteiger (Menschen, die bisher noch keine positive Erfahrung durch Sport gemacht haben) mit einem Vereinsangebot in einer Sporthalle häufig Begriffe wie: Leistungsdruck, starke Beanspruchung und Wettkampf. Mit alternativen Räumlichkeiten lassen sich die daraus entstehenden Bedenken und Hemmungen reduzieren. Um die Zielgruppe der Älteren besser zu erreichen, hat in vielen Sportvereinen bereits ein Umdenken stattgefunden. Viele Vereine arbeiten im Seniorenbereich inzwischen zum Beispiel mit Kommunen, Kirchengemeinden und Wohlfahrtsverbänden zusammen. Das bedeutet, die Teilnehmer kommen nicht in die Sporthalle, sondern der Übungsleiter geht zu ihnen in die Räume der jeweiligen Einrichtung. Als Fachverband für den Breitensport hat der Deutsche Turnerbund mit seinen Landesverbänden beispielsweise ein Kurskonzept zur Erhaltung von Selbstständigkeit im Alter und zur Vermeidung von Stürzen entwickelt. Dieses Beispiel soll nur eine der vielen Kooperationsmöglichkeiten zum Erreichen der oben beschriebenen Zielgruppe aufzeigen. Das Bewusstsein für regelmäßige körperliche Aktivitäten als wichtigen Teil eines gesunden Lebensstils bei (nicht nur) älteren Menschen zu stärken, bleibt zukünftig eine der wichtigen Aufgaben im organisierten Sport und der Politik.

Körperliche Aktivität zum Erhalt und zur Verbesserung der körperlichen und geistigen Leistungsfähigkeit ist entscheidend für die Mobilität und damit für den Erhalt der Selbstständigkeit im Alter.

Zur Bedeutung von Gymnastik im Sitzen für Ältere

Bewegungsangebote die überwiegend im Sitzen stattfinden, sind besonders für Menschen geeignet, die in ihrer Mobilität stark eingeschränkt sind oder Schwierigkeiten mit dem Gleichgewicht haben. Des Weiteren profitieren auch gerade Neueinsteiger in Bewegungskursen von einer Gymnastik im Sitzen.

Die Freude am Miteinander und der Spaß an der Bewegung sollten – wie bei allen Bewegungsangeboten – immer im Vordergrund stehen. Trotzdem geht es auch hier um Ausdauer, Kraft, Beweglichkeit und Koordination. Dies kann alles im Sitzen trainiert werden und hat den großen Vorteil, für viele Hochaltrige eine echte Alternative zu Angeboten im Stehen oder Liegen darzustellen, welche oft die Bereitschaft zur aktiven Mitwirkung reduzieren.

Wie der Name schon sagt, werden Übungen bei der Sitzgymnastik im Sitzen durchgeführt. Sitzgymnastik kann für Senioren mit (aber auch ohne) Einschränkungen ein sanfter Weg sein um Muskeln aufzubauen, die Beweglichkeit zu erhalten oder zu steigern und sich fit zu halten. Viele Übungen lassen sich ganz ohne Hilfsmittel durchführen, für andere werden einfache Hilfsmittel wie Bälle, Säckchen, Stangen oder Tücher benötigt. Was bei der Sitzgymnastik immer benötigt wird, ist ein stabiler Stuhl oder Hocker, er sollte nicht wackeln und auf einem ebenen Boden stehen. Für fittere Senioren können die Übungen auf einem Hocker als Hockergymnastik durchgeführt werden. Bei weniger fitten Senioren ist ein Stuhl die bessere Wahl, damit es eine Möglichkeit zum Anlehnen gibt. So lange wie möglich sollte für die Sitzgymnastik ein Stuhl ohne Armlehnen gewählt werden, um mehr Bewegungsfreiheit zu ermöglichen. Gymnastische Übungen im Sitzen eignen sich auch für viele Menschen, die im Rollstuhl sitzen. Hier kommt es darauf an, wie viel Bewegungsfreiheit der Rollstuhl bietet und wie sicher der Umgang mit diesem ist. Wichtig ist in jedem Fall, dass Sie zwischendurch immer mal wieder eine Pause einlegen und etwas trinken, auch wenn die Teilnehmer bei den Übungen nicht besonders ins Schwitzen geraten.

Gruppengröße

Kleine oder große Gruppen – beides hat seine Vor- und Nachteile. Im Folgenden finden Sie einige Überlegungen, wann sich welche Gruppengröße eignet und wie Sie Ihre Gruppen dahingehend planen können.

Wenn das Ziel der Sitzgymnastik darin besteht, eine sinnvolle und freudebringende Beschäftigung anzubieten, sind große Gruppen gut geeignet. Sie bieten den Vorteil, dass durch die Gruppengröße wahrscheinlich mehr Teilnehmer alle Bewegungen mitmachen und die Lieder mitsingen können und somit unsicherere Teilnehmer einfach mitgerissen werden. In kleineren Gruppen kann es manchmal ein Nachteil sein, wenn viele unsicherere Teilnehmer aufeinander treffen. Dies kann die Mitmachfreude von allen schmälern.

Kleine Gruppen eignen sich dann besonders gut, wenn die Bewegungen von Anfang an neu eingeübt werden sollen oder spezielle Übungen im Fokus stehen. Hier haben Sie alle Teilnehmerinnen im Blick und können individuell auf jede Frage eingehen.

Stuhlkreis

Der Stuhlkreis ist eine sehr gute Form für den Dialog in einer Gruppe. Er schafft und begrenzt den Raum, der für die Interaktion vorgesehen ist: Es gibt kein oben und kein unten, kein hinten und kein vorne, keine Logen und keine Hierarchie. Jeder, der im Stuhlkreis sitzt, ist ebenbürtig und gleichberechtigt. Auch stechen Sie als Moderator und Übungsleiter nicht hervor. Beachten Sie, dass viele Ihrer Teilnehmerinnen wahrscheinlich auch zur Sitzgymnastik kommen, um sich wieder integriert und gesehen zu fühlen. Der Stuhlkreis gibt dem Raum eine soziale Mitte und einen Platz für das soziale Miteinander. Wo nichts Spezielles vorgesehen ist, kann viel Neues geschehen und geschaffen werden. Die zentrale leere Fläche im Raum sorgt für eine natürliche Bühne, ein Forum, das niemanden ausgrenzt, sondern alle dazu einlädt, sich gleichberechtigt zu beteiligen. Sitzen oder Stehen im Kreis hat außerdem eine lange Tradition und kann den Teilnehmern soziale Teilhabe und Sicherheit vermitteln.

Wenn Sie den Stuhlkreis als Form wählen, dann achten Sie darauf, zwischen zehn und fünfzehn Teilnehmerinnen zu haben. Bei Gruppen unter zehn Teilnehmern wird der Kreis zu eng und die Mitte kann nicht genutzt werden. Haben Sie mehr als fünfzehn Teilnehmer, wird der Kreis zu groß. Die Übungen dauern zu lang, die Teilnehmer verlieren den Überblick und neigen zur Cliquenbildung.

Hocker oder Stuhl

Die Auswahl der geeigneten Sitzmöglichkeit richtet sich ebenfalls danach, an wen Sie Ihr Kursangebot richten. Wie bereits erwähnt, bieten sich Hocker für fittere Senioren an. Zum einen hat ein Hocker den Vorteil, größere Bewegungsfreiheit zu bieten. Wenn beispielsweise ein Tuch von einer Hand in die andere gegeben werden soll, ist dies auf einem Hocker leichter umsetzbar. Zum anderen müssen die Senioren selbstständig mehr auf ihr Gleichgewicht achten, da keine stabilisierenden Lehnen vorhanden sind. Auch der Muskeltonus ist insgesamt höher als auf einem Stuhl.

Somit eignen sich Stühle für Senioren mit größeren Einschränkungen in Beweglichkeit und Fitness und für solche, die zwischendurch immer mal wieder eine Pause einlegen möchten. Rücken- und Armlehnen können in manchen Übungen unterstützend als Haltegriff genutzt werden, folglich sind für manche Senioren mit einem Stuhl mehr Übungen umsetzbar.

Die größten Bewegungseinschränkungen bietet wahrscheinlich ein Rollstuhl, aber auch dieser sollte kein Hindernis darstellen, an der Sitzgymnastik teilzunehmen. Von Vorteil ist es hier, wenn die Teilnehmer ihre Füße stabil auf dem Boden abstellen können. Aber auch hier können Sie gemeinsam mit den Teilnehmern herausfinden, welche Bewegungen gut durchführbar sind und welche sich nicht eignen. Laden Sie Ihre Teilnehmerinnen im Rollstuhl dazu ein, gemeinsam zu experimentieren.

Alternative Bezeichnungen für „Stuhlgymnastik“

Wenn Sie auf der Suche nach einer passenden Bezeichnung für Ihr Bewegungsangebot sind, dann finden Sie in diesem Abschnitt einige Vorschläge, die nach Belieben erweitert und ergänzt werden können:

- Hockergymnastik
- Sitzgymnastik
- Gymnastik im Sitzen
- Locker vom Hocker
- Schwitzen im Sitzen
- Gymnastik auf und mit dem Stuhl

Risiken und Gefahren bei sportlicher Aktivität mit Älteren

Der Prozess des Alterns verläuft individuell – das heißt, Fähigkeiten und Funktionsbereiche entwickeln sich während des Alterns sehr unterschiedlich. Es lassen sich allerdings einige generelle Aussagen über ganz normale altersbedingte Veränderungen treffen. Dazu gehören unter anderem:

- nachlassende Muskelkraft
- nachlassende Elastizität der Muskeln und Sehnen
- eingeschränkte Bewegungsfähigkeit durch Veränderungen des aktiven und passiven Bewegungsapparates
- verringerte Koordinationsfähigkeit
- verlängerte Reaktionszeiten
- nachlassende Seh- und Hörfähigkeit
- nachlassende Gedächtnisleistung

Das bedeutet nicht, dass sich bei jedem älteren Menschen irgendwann zwangsläufig die oben beschriebenen Veränderungen bemerkbar machen. Lediglich die Wahrscheinlichkeit, diese Einbußen zu erleiden, steigt mit zunehmendem Alter. Ab wann und in welcher Form diese normalen biologischen Veränderungen auftreten, hängt von einer Reihe zusätzlicher Faktoren ab. An dieser Stelle wird darauf nicht im Einzelnen eingegangen, eine Vielzahl von Fachliteratur dazu finden Sie im Handel. Soviel sei aber unbedingt erwähnt: Eine lebenslange sportliche Aktivität, soziale Kontakte und die Bereitschaft zu einem aktiven Leben im höheren Alter wirken sich günstig auf die allgemeine Leistungsfähigkeit und das Wohlbefinden im Alter aus.

Außerdem müssen eine Reihe von Krankheiten, die im höheren Alter häufig auftreten, bei sportlichen Aktivitäten mit Älteren besonders berücksichtigt werden. Dazu gehören unter anderem Erkrankungen der Gelenke, Herzerkrankungen, Krankheiten der Blutgefäße, Hirngefäßerkrankungen, Stoffwechselerkrankungen sowie Krankheiten des Nervensystems. Um die Risiken für Teilnehmer mit diesen oder ähnlichen Krankheitsbildern so weit wie möglich einzuschränken, sind regelmäßige ärztliche Untersuchungen unbedingt erforderlich. Der behandelnde Arzt kann jeweils einschätzen, welche sportlichen Belastungen sich eignen.

Die erwähnten altersbedingten Beeinträchtigungen und die damit verbundene eingeschränkte Leistungsfähigkeit der Teilnehmer in Älterengruppen können zu einem erhöhten Verletzungsrisiko führen. Die für die jeweilige Gruppe geeignete Übungsvariante muss daher vom Übungsleiter sorgfältig geplant und individuelle Einschränkungen der Teilnehmer berücksichtigt werden. Schnelligkeits- und Schnellkraftbeanspruchungen sowie Übungen mit erhöhter Sturzgefahr sollten entweder grundsätzlich vermieden oder aber auf die Leistungsfähigkeit und die Bedürfnisse der Teilnehmer angepasst werden.

Die mit zunehmendem Alter nachlassende Leistung der Sinnesorgane kann ein erhöhtes Verletzungsrisiko darstellen. So können Einschränkungen der Hör- und Sehfähigkeit beispielsweise zu Zusammenstößen der Teilnehmer führen. Der aufmerksame Übungsleiter wird entsprechende Vorsichtsmaßnahmen treffen und bei der Kommunikation mit der Gruppe ganz besonders auf seine Stellung zu den Teilnehmern mit eingeschränkter Hör- und/oder Sehfähigkeit achten.

Auch mit der Auswahl geeigneter Kleingeräte lassen sich Verletzungsrisiken einschränken. Um Verletzungen der Finger- und Handgelenke und der Füße zu vermeiden, sollten bei Ballspielen zu harte Bälle grundsätzlich vermieden und besser Softbälle verwendet werden.

Eine weitere Gefährdung können extreme Wetterlagen bzw. klimatische Verhältnisse darstellen. Bei Hitze, besonders hoher Luftfeuchtigkeit oder hoher Luftbelastung durch Ozon sollte auf starke Belastung verzichtet und unbedingt auf ausreichende Versorgung mit Flüssigkeit geachtet werden.

Nicht zuletzt kann der Teilnehmer für sich selbst zu einem Risiko werden. Im Übungseifer kann es leicht zu einer Fehl- oder Überschätzung der eigenen Leistungsfähigkeit kommen. Die Teilnehmerinnen trauen sich zu viel zu und/oder werden unvorsichtig. Übereifrige Teilnehmer zu „bremsen“ und deren Belastung zu steuern, ist Aufgabe der Übungsleiterin.

Verletzungsrisiken lassen sich einschränken durch:
- ausreichendes Aufwärmen
- Gefahrenquellen beachten und beseitigen
- auf geeignete Kleidung achten
- keine Maximalbelastung
- keine schnellkräftigen Aufgaben
- kein schnelles Abstoppen oder schnelle Richtungsänderungen
- keine statischen Kraftleistungen
- auf gute Atmung achten
- übereifrige Teilnehme „bremsen“
- Übungsmaterial sorgfältig auswählen (weiche Bälle etc.)
- sich selbst gut positionieren, um von allen Teilnehmern gehört und gesehen zu werden

Singen und Bewegen

„Wo man singt, da lass dich ruhig nieder, böse Menschen haben keine Lieder", heißt es in einem Gedicht von Johann Gottfried Seumes. Wenn das so ist – wenn Menschen, die miteinander singen, keinerlei böse Gedanken oder böse Absichten haben – sollte dann nicht allgemein häufiger gesungen werden?
Der soziale Ursprung des Singens hat zweifelsfrei das soziale Miteinander zum Ziel. Wer hat nicht irgendwann einmal das Sprichwort „Wir können gleichzeitig singen, aber nicht gleichzeitig reden." zu hören bekommen? Unter dem Aspekt des sozialen Miteinanders lässt sich die Belehrung leicht positiv umdeuten.

Mit der Wirkung des Singens auf Körper, Geist und Seele beschäftigen sich seit einigen Jahren eine Vielzahl wissenschaftlicher Untersuchungen. Sehr wahrscheinlich wussten verschiedene Völker bereits von tausenden von Jahren, dass Gesänge heilende Einflüsse auf Körper und Seele des Menschen haben. Die aktuelleren wissenschaftlichen Erkenntnisse lassen sich in Kürze zusammenfassen:

Wer regelmäßig singt, bleibt länger gesund.

Singen:
- unterstützt die Atemtätigkeit
- verlängert die Ausatemphase
- verbessert die Sauerstoffversorgung der Organe
- normalisiert den Blutdruck
- löst Verspannungen
- baut Stresshormone ab
- stimuliert die Ausschüttung von Glückshormonen
- hebt die Stimmung
- fördert die Konzentrationsfähigkeit

Manche Teilnehmer scheuen sich zu singen. Sie haben möglicherweise negative Erfahrungen gemacht oder meinen von sich, sie könnten gar nicht singen. Außerdem verliert die Stimme im Alter an Ausdauer und Kraft. Lungenkapazität und Atemfrequenz lassen im Alter nach. Die Rachenmuskulatur erschlafft und die Hörfähigkeit nimmt ab. Durch diesen organischen Alterungsprozess, der völlig natürlich und normal ist, kann es passieren, dass die Stimme schnell ermüdet, die Tonlage nicht gehalten werden kann oder die Stimme bei Belastung schrill klingt.

Übungsleitende sollten das berücksichtigen und als Alternative zum Singen ein Mitsprechen des Textes anregen.

Wenn Sie Liedtexte austeilen, achten Sie darauf, diese idealerweise auch als vergrößerte Kopien dabei zu haben, um den Teilnehmern mit Seheinschränkungen oder ohne geeignete Lesebrille auch die Möglichkeit zu bieten, mitzusingen.

Insbesondere bei der Einführung eines neuen Bewegungsliedes sollte der Text möglichst von allen Teilnehmern ohne Schwierigkeiten gelesen werden können. Der Liedtext sollte also möglichst groß geschrieben oder beim Kopieren vergrößert und an Wänden und/oder Fußboden platziert werden.

Gymnastiklied

Einstimmung, Ausklang, Atmung, Geselligkeit, Stimmungsmanagement, Kooperation, Koordination, Rhythmus

Kopien des Liedtextes

Gymnastiklied (*Quelle: „Musik erleben und gestalten mit Senioren", Harms/Dreischulte, 1998*)
Melodie vom Schnoderhüpfl (Volksweise / z. B. „Da oben auf dem Berge, ...")

Wir sind noch recht faul
und sitzen müde im Kreis,
doch mit der Gymnastik
wird's uns dann schon heiß.

Refrain:
Nach vorne, nach hinten, nach links und nach rechts,
nach oben, nach unten, das ist gar nicht schlecht!
Holadiria – holadio, holadiria – holadio.

Denn für unseren Kreislauf
ist Gymnastik stets gut.
Sie bringt uns in Schwung,
und schafft frisches Blut.

Refrain: Nach vorne, nach hinten, ...

Jetzt geht's uns schon besser
und alle machen mit,
wir sind nicht mehr müde
und fühlen uns fit.

Refrain: Nach vorne, nach hinten, ...

Die Teilnehmer sitzen in einem Stuhl-/Hockerkreis.
Der Liedtext steht in ausreichender Schriftgröße für alle gut sichtbar zur Verfügung.

Im Sitzen auf der Stelle gehen.
Auszuführende Bewegungen beim Refrain:

- „Nach vorne" = Oberkörper vorbeugen
- „Nach hinten" = Oberkörper nach hinten führen
- „Nach links" = Oberkörper nach links neigen
- „Und nach rechts" = Oberkörper nach rechts neigen
- „Nach oben" = beide Arme nach oben strecken
- „Nach unten" = bei Arme nach unten strecken
- „Das ist gar nicht schlecht" = fünfmal in die Hände klatschen
- „Holadiria – holadio" ... = Nachbarn an den Händen fassen und schunkeln.

Das Gehen auf der Stelle lässt sich ohne Schwierigkeiten durch alternative Bewegungen ersetzen.
Während der Strophe abwechselnd die rechte und linke Fußspitze nach vorn auftippen
Während der Strophe abwechselnd die rechte und linke Ferse nach vorn auftippen
Während der Strophe abwechselnd das rechte und linke Knie anheben
Während der Strophe abwechselnd den rechten und linken Fuß nach vorn kicken
Während der Strophe abwechseln die Fußspitzen und die Fersen anheben.

Insbesondere bei der Einführung eines neuen Bewegungsliedes sollte der Text von allen Teilnehmern ohne Schwierigkeiten gelesen werden können. Der Liedtext sollte also möglichst groß geschrieben oder beim Kopieren vergrößert und an Wänden und/oder Fußboden platziert werden.

Trimm Dich

Einstimmung, Ausklang, Atmung, Geselligkeit, Kooperation, Stimmungsmanagement, Gehirntraining, Koordination, Rhythmus

Kopien des Liedtextes

Trimm dich, trimm dich,
immer wieder,
trimm dich, trimm dich,
auf und nieder.

Trimm dich, trimm dich,
komm und mach doch mit.
Musst öfter zur Gymnastik geh'n
dann wirst du wieder fit.

Die Teilnehmer sitzen in einem Stuhl-/Hockerkreis.
Der Liedtext steht in ausreichender Schriftgröße für alle gut sichtbar zur Verfügung.

- „Trimm dich, trimm dich" = vier Schritte auf der Stelle gehen
- „immer wieder" = viermal in die Hände klatschen
- „trimm dich, trimm dich" = rechte Ferse vor und zurück, linke Ferse vor und zurück
- „auf und nieder" = Arme nach oben führen, Arme nach unten führen
- „Trimm dich, trimm dich" = vier Schritte auf der Stelle gehen
- „komm und mach doch mit" = einladende Bewegung mit beiden Armen
- „musst öfter zur Gymnastik geh'n" = abwechselnd mit den Händen auf die Schultern tippen
- „dann wirst du wieder fit" = in die Hände klatschen.

Die angeführten Bewegungsideen lassen sich ohne Probleme durch alternative Bewegungen ersetzen.

Idealerweise sollten neue Varianten gemeinsam mit den Teilnehmern erarbeitet bzw. einfach ausprobiert werden.

Hast Du Freude

Einstimmung, Ausklang, Atmung, Geselligkeit, Stimmungsmanagement, Gehirntraining, Koordination, Rhythmus

Kopien des Liedtextes

Hast Du Freude, klatsche in die Hand (Quelle unbekannt)
(Melodie: „Von den Blauen Bergen kommen wir“)

Hast du Freude, klatsche in die Hand (klatsch – klatsch)
Hast du Freude, klatsche in die Hand (klatsch – klatsch)
Hast du Freude, gib sie weiter,
gib sie an die Anderen weiter.
Hast du Freude, klatsche in die Hand (klatsch – klatsch)

Hast du Freude, stampfe mit dem Fuß (stampf – stampf)
Hast du Freude, stampfe mit dem Fuß (stampf – stampf)
Hast du Freude, gib sie weiter,
gib sie an die Anderen weiter.
Hast du Freude, stampfe mit dem Fuß (stampf – stampf)

Hast du Freude, schlage dir auf's Knie (schlag – schlag)
Hast du Freude, schlage dir auf's Knie (schlag – schlag)
Hast du Freude, gib sie weiter,
gib sie an die Anderen weiter.
Hast du Freude, schlage dir auf's Knie (schlag – schlag)

Hast Du Freude, mach sie alle drei (klatsch – klatsch, stampf – stampf, schlag – schlag)
Hast Du Freude, mach sie alle drei (klatsch – klatsch, stampf – stampf, schlag – schlag)
Hast Du Freude, gib sie weiter,
gib sie an die Anderen weiter.
Hast Du Freude, mach sie alle drei (klatsch – klatsch, stampf – stampf, schlag – schlag)

Die Teilnehmerinnen sitzen in einem Stuhl-/Hockerkreis.
Der Liedtext steht in ausreichender Schriftgröße für alle gut sichtbar zur Verfügung.

Die auszuführenden Bewegungen stehen In (Klammern) am Ende der jeweiligen Liedzeile.

- (klatsch – klatsch) = zweimal in die Hände klatschen
- (stampf – stampf) = einmal mit dem rechten und einmal mit dem linken Fuß aufstampfen
- (schlag – schlag) = zweimal mit den Händen auf die Knie schlagen

Die angeführten Bewegungsideen lassen sich ohne Probleme durch alternative Bewegungen ersetzen. Idealerweise sollten neue Varianten gemeinsam mit den Teilnehmerinnen erarbeitet bzw. einfach ausprobiert werden.

Zum Geburtstag

Atmung, Geselligkeit, Stimmungsmanagement, Soziale Kompetenz, Gehirntraining, Koordination, Rhythmus

Kopien des Liedtextes

Zum Geburtstag (Quelle unbekannt)
(Melodie: „Bruder Jakob")

Zum Geburtstag, zum Geburtstag
wünschen wir, wünschen wir
Dir das Allerbeste, dir das Allerbeste
heute hier, heute hier

Bleib gesund und froh und munter
immerdar, immerdar
und ein langes Leben möge Gott dir geben
noch viele Jahr, noch viele Jahr

Die Teilnehmerinnen sitzen in einem Stuhl-/Hockerkreis.
Der Liedtext steht in ausreichender Schriftgröße für alle gut sichtbar zur Verfügung.

- Zum Geburtstag = vier Schritte auf der Stelle gehen
- Zum Geburtstag = zweimal auf die Oberschenkel schlagen und zweimal in die Hände klatschen
- Wünschen wir = vier Schritte auf der Stelle gehen
- Wünschen wir = zweimal auf die Oberschenkel schlagen und zweimal in die Hände klatschen
- Dir das Allerbeste = zweimal mit der rechten Hand auf die linke und zweimal mit der linken Hand auf die rechte Schulter tippen
- Dir das Allerbeste = zweimal mit der rechten Hand an den linken und zweimal mit der linken Hand an den rechten Ellenbogen tippen
- Heute hier = zweimal auf die Oberschenkel schlagen und einmal in die Hände klatschen
- Heute hier = zweimal auf die Oberschenkel schlagen und einmal in die Hände klatschen
- Bleib gesund und = vier Schritte auf der Stelle gehen
- Froh und munter = zweimal auf die Oberschenkel schlagen und zweimal in die Hände klatschen
- Immerdar = einmal in die Hände klatschen, einmal mit den Fingern schnippsen, beide Arme nach oben strecken
- Immerdar = einmal in die Hände klatschen, einmal mit den Fingern schnippsen, beide Arme nach oben strecken
- Und ein langes Leben = vier Schritte auf der Stelle gehen
- Möge Gott dir geben = zweimal auf die Oberschenkel schlagen und zweimal in die Hände klatschen
- Noch viele Jahr = vier Schritte auf der Stelle gehen
- Noch viele Jahr = zweimal auf die Oberschenkel schlagen und zweimal in die Hände klatschen

Für mobile Teilnehmerinnen bietet sich folgende kurze Choreografie an.
Die Teilnehmerinnen stehen im Kreis mit Handfassung.

- vier Schritte zur Mitte
- vier Schritte zurück
- zwei Anstellschritte nach rechts
- zwei Anstellschritte nach links
- alles zusammen viermal wiederholen.

Idealerweise sollten neue Varianten gemeinsam mit den Teilnehmerinnen erarbeitet bzw. einfach ausprobiert werden.

Froh zu sein bedarf es wenig

Einstimmung, Ausklang, Atmung, Geselligkeit, Stimmungsmanagement, Gehirntraining, Informationsverarbeitungsgeschwindigkeit, Koordination, Rhythmus

Es wird kein Material benötigt.

Froh zu sein bedarf es wenig
und wer froh ist, ist ein König.

Die Teilnehmerinnen sitzen in einem Stuhl-/Hockerkreis.

Der Text wird gesungen oder Silbe für Silbe gesprochen und folgende Bewegungen dazu ausgeführt:

- Froh zu = einmal rechte Ferse (Hacke) vorne auftippen und Fuß wieder abstellen
- sein be- = einmal linke Ferse (Hacke) vorne auftippen und Fuß wieder abstellen
- darf es = rechte Hand tippt zweimal auf das linke Knie
- we-nig = linke Hand tippt zweimal auf das rechte Knie
- und wer = zweimal mit den Händen auf die Oberschenkel schlagen
- froh ist = zweimal in die Hände klatschen
- ist ein = zweimal mit den Fingerspitzen auf die Schultern tippen
- Kö-nig = zweimal Arme nach oben strecken.

- Jede der vorgeschlagenen Bewegungen kann ganz einfach durch eine andere Bewegung ersetzt werden (z. B. Schritte am Platz gehen, winken, Hände tippen an Ellenbogen oder andere Körperteile, ...).
- Lied und Bewegungen können im Kanon (zwei- oder vierstimmig gesungen) und durchgeführt werden.

Text und Melodie des wohl bekanntesten Kanons sind von August Mühling (1776–1847).
Den Rhythmus der gesungenen oder gesprochenen Silben und die Bewegung parallel durchzuführen erscheint oft einfacher als es ist. Besonders für ungeübte Teilnehmerinnen sollten zu Beginn unbedingt sehr einfache Bewegungen gewählt werden.

Ein kleiner Matrose

Einstimmung, Ausklang, Atmung, Geselligkeit, Stimmungsmanagement, Gehirntraining, Informationsverarbeitungsgeschwindigkeit, Koordination, Rhythmus

Kopien des Liedtextes

Ein kleiner Matrose (Quelle unbekannt)
(Melodie: „Der Mai ist gekommen“)

Ein kleiner Matrose umsegelte die Welt.
Er liebte ein Mädchen, das hatte gar kein Geld.
Das Mädchen muss weinen, und wer war Schuld daran?
Der kleine Matrose in seinem Liebeswahn.

Die Teilnehmerinnen sitzen in einem Stuhl-/Hockerkreis.
Der Liedtext steht in ausreichender Schriftgröße für alle gut sichtbar zur Verfügung.

Der Inhalt des Liedes kann beispielsweise durch folgende Gesten untermalt werden:

- Ein = Daumen zeigt eine Eins
- kleiner = Hand auf Hüfthöhe oder kleine Strecke zwischen Daumen und Zeigefinger
- Matrose = Matrosengruß, Hand an die gedachte Matrosen Mütze
- umsegelte = Wellenbewegung mit beiden Händen die dabei ein Segel formen können
- Welt = Bewegung in Form einer Weltkugel
- liebte = Hand aufs Herz oder sich selbst umarmen
- Mädchen = Zöpfe oder Konturen eines weiblichen Körpers
- gar kein = Kopf schütteln
- Geld = Daumen und Finger gegeneinander reiben
- weinen = Tränen auf den Wangen mit Fingern anzeigen
- Schuld = Moralischer Zeigefinger, Fäuste schütteln oder Schultern zucken
- Liebeswahn = mit Zeigefinger an den Kopf tippen.

Bei jeder Wiederholung des Liedes wird ein weiteres Schlüsselwort weggelassen und nur noch pantomimisch dargestellt.

Wahrscheinlich wird dieses alte Lied unbekannten Ursprungs nur einigen der hochbetagten Teilnehmerinnen bekannt sein. Ein Grund mehr, es an dieser Stelle zu erwähnen.

Ein Huhn das fraß, man glaubt es kaum

Einstimmung, Ausklang, Atmung, Geselligkeit, Stimmungsmanagement, Gehirntraining, Informationsverarbeitungsgeschwindigkeit, Koordination, Rhythmus

Kopien des Liedtextes

Ein Huhn, das fraß, man glaubt es kaum,
die Blätter von dem Gummibaum,
dann ging es in den Hühnerstall
und legte einen Gummiball.

Die Teilnehmerinnen sitzen in einem Stuhl-/Hockerkreis.
Der Liedtext steht in ausreichender Schriftgröße für alle gut sichtbar zur Verfügung.

Der Text wird Silbe für Silbe gesprochen und folgende Bewegungen dazu ausgeführt:

- Ein = einmal mit beiden Händen auf die Oberschenkel schlagen
- Huhn = einmal in die Hände klatschen
- das = einmal mit den Fingern der rechten Hand schnipsen
- fraß = einmal mit den Fingern der linken Hand schnipsen
- man = einmal mit beiden Händen auf die Oberschenkel schlagen
- glaubt = einmal in die Hände klatschen
- es = einmal mit den Fingern der rechten Hand schnipsen
- kaum = einmal mit den Fingern der linken Hand schnipsen.

Für jede weitere Textzeile die oben beschriebenen Bewegungen wiederholen.

- Jede der vorgeschlagenen Bewegungen kann ganz einfach durch eine andere Bewegung (z. B. klopfen, klatschen, tippen, reiben, winken, stampfen, ...) ersetzt werden.
- Anstatt zweimal vier Bewegungen je Textzeile werden acht verschiedene kleine Bewegungen je Textzeile durchgeführt.

Den Rhythmus der gesprochenen Silben und die Bewegung parallel durchzuführen, erscheint oft einfacher als es ist. Das Sprech- und Bewegungstempo muss von der Übungsleiterin sensibel auf die Leistungsfähigkeit der Teilnehmerinnen angepasst werden. Besonders für ungeübte Teilnehmerinnen sollten zu Beginn unbedingt sehr einfache Bewegungen gewählt werden.

Es war eine Mutter

Einstimmung, Ausklang, Atmung, Geselligkeit, Stimmungsmanagement, Gehirntraining, Informationsverarbeitungsgeschwindigkeit, Koordination, Rhythmus

Kopien des Liedtextes

Es war eine Mutter, die hatte vier Kinder.
Den Frühling, den Sommer, den Herbst und den Winter.
Der Frühling bringt Blumen,
der Sommer den Klee,
der Herbst bringt die Trauben,
der Winter den Schnee.

Die Teilnehmerinnen sitzen in einem Stuhl-/Hockerkreis.
Der Liedtext steht in ausreichender Schriftgröße für alle gut sichtbar zur Verfügung.

Der Text wird Silbe für Silbe gesprochen und folgende Bewegungen dazu ausgeführt:

A) Es war	=	rechte Hand klopft einmal auf die linke Schulter linke Hand klopft einmal auf die rechte Schulter
B) ei - ne	=	rechte Hand tippt einmal an den linken Ellenbogen und die linke Hand tippt einmal an den rechten Ellenbogen
C) Mut - ter	=	rechte Hand klopft einmal auf den linken Oberschenkel und die linke Hand klopft einmal auf den rechten Oberschenkel
D) die hatte vier Kinder	=	die oben beschriebenen Bewegungen wiederholen
E) Den Frühling	=	mit den Händen eine Tulpenblüte bilden
F) den Sommer	=	mit den Händen in der Luft Kreise malen
G) den Herbst	=	die Hände wie Fähnchen im Wind bewegen
H) und den Winter	=	mit den Händen Schneeflocken schneien lassen
I) Der Frühling	=	einmal mit den recht Fuß und einmal mit dem linken Fuß stampfen
J) bringt Blumen	=	zweimal in die Hände Klatschen
K) der Sommer	=	einmal mit den recht Fuß und einmal mit dem linken Fuß stampfen
L) den Klee	=	beide Arme gleichzeitig hoch heben
M) der Herbst bringt Trauben	=	I und J wiederholen
N) der Winter den Schnee	=	K wiederholen

- Anstatt einmal wird bei A+B+C+D doppelt geklopft und getippt. E bis M bleiben wie oben beschrieben.
- Jede der vorgeschlagenen Bewegungen kann durch eine andere Bewegung (z. B. klopfen, klatschen, tippen, reiben, winken, stampfen, ...) ersetzt werden.

Den Rhythmus der gesprochenen Silben und die Bewegung parallel durchzuführen erscheint oft einfacher als es ist. Besonders für ungeübte Teilnehmerinnen sollten zu Beginn unbedingt sehr einfache Bewegungen gewählt werden.

Kleine Tänze im Sitzen

Wenn man nicht gerade bekennender Tanzmuffel ist (die soll es ja wirklich geben), ist Tanzen in erster Linie ein Vergnügen. Da Tanzen nicht nur die Beweglichkeit und Fitness fördert, sondern auch die Stimmung und das soziale Miteinander positiv beeinflussen kann, sollte auf dieses Vergnügen wegen eingeschränkter Mobilität nicht verzichten werden. Die Lösung lautet: sitzend tanzen. Im Folgenden finden Sie eine Sammlung von kleinen Tänzen im Sitzen, die, flexibel eingesetzt, in jede Bewegungsgruppe passen.

Um das Tanzvergnügen noch zu steigern, bietet sich der Einsatz von Musik an. Das erleichtert den Einstieg und verhilft zu einem gemeinsamen Rhythmus in der Gruppe.

Die Musikauswahl trifft meistens der Übungsleiter (der Übungsleiter kann ja auch einmal eine Wunschliste herumgeben und sich von den Ideen der Teilnehmerinnen inspirieren lassen). Der Übungsleiter sollte allerdings beachten, dass die heutigen 70–75-jährigen im Zeitalter von Woodstock aufgewachsen sind und sich dementsprechend der Musikgeschmack von Walzermelodien, dem Annenpolka oder „Glühwürmchen glimme“ hin zu den Beatles und den Rolling Stones gewandelt hat. (Nichts gegen die Annenpolka – siehe „**Papptellertanz**“).

Unter der Überschrift **Material** werden bei einigen Tänzen Vorschläge zur Musikauswahl gemacht und Tipps zum Tempo der Musik in „bpm“ angegeben. Diese Abkürzung steht für beats per minute (also „Schläge pro Minute“) und gibt den Takt vor.

Um „Kleine Tänze im Sitzen“ zu gestalten ist nicht unbedingt eine Choreografieausbildung erforderlich – für viele Bewegungsfolgen reicht es aus, wenn der Übungsleiter bis acht zählen kann, die meisten Musikstücke sind im 4/4 Takt komponiert. Daraus ergibt sich dann ein 32er- Musikbogen (vier mal acht Schläge), den der Übungsleiter zählen kann. Die *Schläge* werden häufig auch als *Zählzeiten* bezeichnet. In den nachfolgenden Bewegungs- bzw. Sitztanzideen werden diese sogenannten Zählzeiten mit Zz abgekürzt.

Mit dem Tanzen sind vielfältige Assoziationen verknüpft und ein Tanz kann in ganz verschiedenen Situationen und zu bestimmten Zwecken eingesetzt werden:

Förderung der Gemeinschaft, Unterhaltung, Abwechslung, Höhepunkte im Alltag, Entspannung, Lebensgestaltung, Freude auf einen bestimmten Tag, Lösung aus der Isolation, Lernprozesse anregen, Neues kennenlernen, Kontakte knüpfen und mögliche kulturelle Verknüpfungen, die zur Sprache kommen.

Eine besondere Herausforderung im Stuhl-/Hockerkreis stellt die Orientierung für links und rechts dar, da sich je nach Perspektive, die Seite ändert. Eine Alternative zum Kreis wäre die Platzierung der Stühle im ‚versetzten Block‘, s. dazu **S. 12**.

Politiker-Tanz

Einstimmung, Ausklang, Kommunikation, Kreativität, Mitgestaltung, Gehirntraining

Es wird kein Material benötigt.

Die Teilnehmer sitzen (oder stehen hinter einem Stuhl) in einem Stuhl-/Hockerkreis. Assoziationen, Gedanken und Redensarten zum Stichwort „Politik“ werden zunächst in einem Gespräch gesammelt und vom Übungsleiter notiert.

Beispiele:
sich durchboxen, nicht am Sessel kleben, die Ellenbogen benutzen, kein Bein auf die Erde kriegen, sich ein Bild von etwas machen, sich auf die Schenkel klopfen, eine gute Figur machen, etwas in die eigene Tasche stecken, auf der Stelle treten, in die Knie gehen, ins Schwimmen geraten, von etwas Abstand nehmen, zurück rudern, die Karriereleiter hinauf klettern, zurück treten, die Hand aufhalten, hoch hinaus wollen, ins Schwanken geraten, nicht weiter wissen, etwas aussitzen

wgestellt.

sich durchboxen = Fäuste ballen und in die Luft boxen
nicht am Sessel kleben = aufstehen und hinsetzen
die Ellenbogen benutzen = Arme beugen und Ellenbogen zur Seite bewegen
kein Bein auf die Erde kriegen = beide Füße vom Boden anheben und in der Luft halten
sich ein Bild von etwas machen = Kopf in alle Richtungen bewegen und in die Ferne schauen
sich auf die Schenkel klopfen = beide Hände schlagen auf die Oberschenkel
eine gute Figur machen = mit den Händen einen Körper in die Luft malen
etwas in die eigene Tasche stecken = pantomimisch etwas in die Hosentasche stecken
auf der Stelle treten = mehrere Schritte am Platz
in die Knie gehen = aufstehen und Kniebeuge andeuten
ins Schwimmen geraten = Brustschwimmbewegung mit den Armen ausführen
von etwas Abstand nehmen = auf dem Stuhl ganz weit nach hinten rücken
zurück rudern = mit den Armen Ruderbewegung ausführen
die Karriereleiter hinauf klettern = mit den Händen aufwärts Treppenstufen gehen
zurück treten = nach hinten in die Luft treten
die Hand aufhalten = Hände nach vorn, Handfläche nach oben
hoch hinaus wollen = beide Arme nach oben strecken
ins Schwanken geraten = Oberkörper nach rechts und links bewegen
nicht weiter wissen = Schultern nach oben ziehen, Kopfschütteln
etwas aussitzen = gemütlich auf dem Stuhl hinten anlehnen

Für den Fall, dass das Gespräch am Anfang der Übung schleppend verläuft, sollte der Übungsleiter zur Inspiration einige Redensarten vorbereitet haben. Häufig können sich Teilnehmer nach einer „Starthilfe“ gut darauf einlassen, sich mit eigenen Beiträgen/Anregungen zu beteiligen.

Energie-Tanz

Einstimmung, Ausklang, Atmung, Rhythmus, Kooperation, Reaktion, Gehirntraining, Informationsverarbeitungsgeschwindigkeit, Stimmungsmanagement

Es wird kein Material benötigt.

Die Teilnehmer sitzen (oder stehen hinter einem Stuhl) in einem Stuhl-/Hockerkreis.

Im Rhythmus der Musik 4/4 Takt/acht Zählzeiten (Zz)

2 x (2 Zz) rechte Faust boxt nach oben links
2 x (2 Zz) linke Faust boxt nach oben rechts
2 x (2 Zz) rechte Faust boxt nach unten links
2 x (2 Zz) linke Faust boxt nach unten rechts

1 x (1 Zz) rechte Faust boxt nach oben links
1 x (1 Zz) linke Faust boxt nach oben rechts
1 x (1 Zz) rechte Faust boxt nach vorn
1 x (1 Zz) linke Faust boxt nach vorn
1 x (1 Zz) rechte Faust boxt nach oben links
1 x (1 Zz) linke Faust boxt nach oben rechts
1 x (1 Zz) rechte Faust boxt nach vorn
1 x (1 Zz) linke Faust boxt nach vorn

1 x (1 Zz) rechte Hand auf rechten Oberschenkel
1 x (1 Zz) linke Hand auf linken Oberschenkel
1 x (1 Zz) rechte Hand auf linke Schulter
1 x (1 Zz) linke Hand auf rechte Schulter
1 x (1 Zz) rechte Hand auf rechten Oberschenkel
1 x (1 Zz) linke Hand auf linken Oberschenkel
2 x (2 Zz) in die Hände klatschen

Die Bewegungsfolgen des Energie-Tanzes sollten bei unerfahrenen Teilnehmerinnen zunächst ohne Musik geübt werden. Wegen der kurzen und schnellen Bewegungsabfolge des Tanzes ist für das Gelingen und die Freude am Energie-Tanz die Musikauswahl bzw. das Tempo der Musik entscheidend.

Bewegungskanon

Einstimmung, Ausklang, Atmung, Rhythmus, Kooperation, Reaktion, Gehirntraining, Informationsverarbeitungsgeschwindigkeit, Beweglichkeit

Es wird kein Material benötigt.

Die Teilnehmerinnen sitzen in einem Stuhl-/Hockerkreis.
Der folgende Text wird von der Übungsleiterin vorgestellt und dann von den Teilnehmerinnen in einem gemeinsamen Rhythmus gesprochen:
stampfen – stampfen – stampfen – stampfen
schütteln – schütteln – schütteln – schütteln
klatschen – klatschen – klatschen – klatschen
drehen – drehen – drehen – drehen

- viermal abwechselnd mit dem rechten und linken Fuß aufstampfen
- viermal abwechselnd die rechte und die linke Hand schütteln
- viermal abwechselnd in Richtung rechts und links in die Hände klatschen
- viermal abwechselnd den rechten und linken Arm nach oben strecken und mit der Hand eine Drehbewegung machen (wie beim Eindrehen einer Glühbirne).

Während der Bewegungen sollen die Teilnehmerinnen die entsprechenden Worte „stampfen – schütteln – klatschen – drehen“ laut sprechen.

Wenn ein gemeinsamer Rhythmus gefunden und die Bewegungsabläufe mehrmals wiederholt wurden, werden die Teilnehmerinnen in zwei Gruppen geteilt. Die erste Gruppe beginnt mit „stampfen“. Wenn die erste Gruppe das erste Mal die Hand ausschüttelt beginnt die zweite Gruppe mit „stampfen“.

- Der Schwierigkeitsgrad kann durch das Sprech- und Bewegungstempo gesteuert werden
- Je nach Größe der Gruppe, kann der Bewegungskanon in bis zu vier Gruppen durchgeführt werden.

Die Übungsleiterin sollte zu Beginn der Übung das Sprechtempo vorgeben bzw. beeinflussen. Beim Bewegungskanon müssen die Teilnehmerinnen sowohl auf die andere Gruppe als auch auf ihre eigene achten. Das erfordert ein hohes Maß an Konzentration. Die Übungsleiterin sollte daher die Dauer der Übung sensibel auf die Leistungsfähigkeit der Teilnehmerinnen abstimmen. Wenn eine Teilnehmerin ihren Einsatz verpasst oder nicht den Rhythmus findet, soll sie vorerst aussetzen und wieder einsteigen, wenn sie dazu bereit ist.

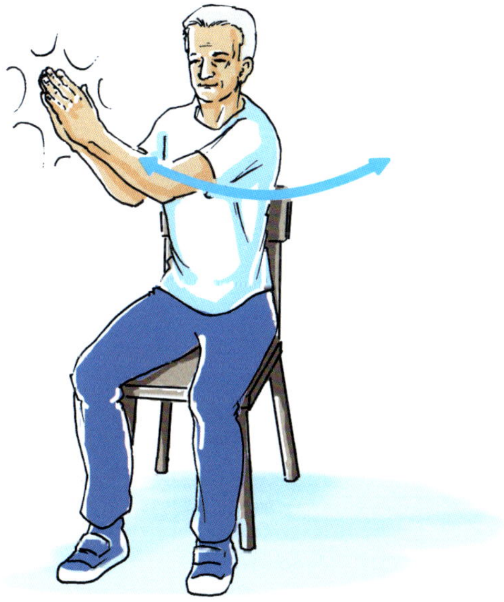

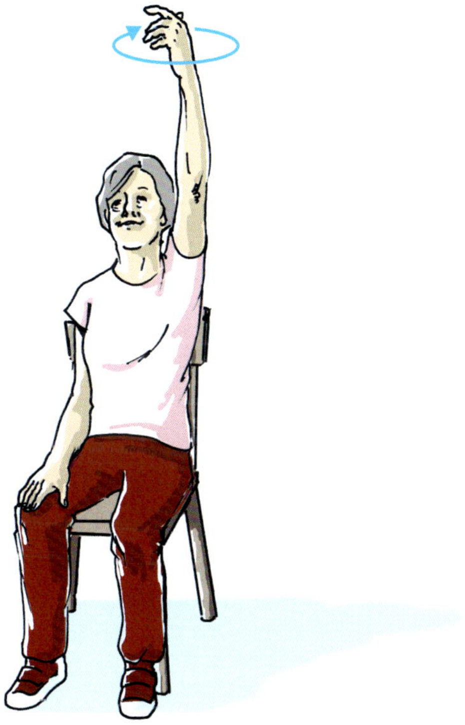

Tanz mit Papptellern

Einstimmung, Ausklang, Rhythmus, Geselligkeit, Kooperation, Mitgestaltung, Beweglichkeit, Gehirntraining, Stimmungsmanagement

Musikabspielgerät
je Teilnehmerin zwei Pappteller (Frisbeescheiben, Bierdeckel, ...)
Musik in einem langsamen (110 bis 126 bpm) 4/4 Takt (z. B. die „Annenpolka")

Die Teilnehmerinnen sitzen in einem Stuhl-/Hockerkreis oder frontal zur ÜL im ‚versetzten Block'.
Die Teilnehmerinnen halten in jeder Hand einen Pappteller. Die Arme sind angewinkelt. Hat der Pappteller eine bunte Seite, sollte er so gehalten werden, dass die anderen Teilnehmerinnen die farbige Seite sehen.

Im Rhythmus der Musik 4/4 Takt / 8 Zählzeiten (Zz)

1 x (2 Zz)	rechten Arm nach vorn strecken und wieder zurück
1 x (2 Zz)	linken Arm nach vorn strecken und wieder zurück
1 x (2 Zz)	rechten Arm nach vorn strecken und wieder zurück
1 x (2 Zz)	linken Arm nach vorn strecken und wieder zurück
4 x (8 Zz)	beide Arme nach oben strecken (in Hochhalte) – und wieder runter nehmen
4 x (8 Zz)	beide Arme nach oben strecken (in Hochhalte) – Arme kreuzen und wieder öffnen
4 x (8 Zz)	Oberkörper leicht nach vorne beugen – Arme vor den Schienbeinen kreuzen und wieder öffnen
4 x (8 Zz)	mit beide Armen/Papptellern gleichzeitig vor dem Oberkörper einen Kreis beschreiben – abwechselnd in Richtung rechts und links beginnen
2 x (2 Zz)	die beiden Teller zweimal aneinander schlagen
1 x (2 Zz)	beide Arme nach unten strecken
1 x (2 Zz)	beide Arme nach oben strecken – ein V bilden
1 x (2 Zz)	beide Arme nach unten strecken

- Die beiden Pappteller übereinanderlegen und drehen, vom Körper weg – zum Körper hin
- Scheibenwischerbewegung mit Nachwippen
- Knie anheben und mit dem Pappteller darauf schlagen
- Pappteller übereinander setzen / Turm bauen: rechte Teller über den linken, linke Teller über den rechten, dann wieder rechten Teller über den linken usw.
- Pappteller untereinander setzen / Turm abbauen: rechten Teller unter den linken, usw.

- Anzahl von Wiederholungen erhöhen oder verringern
- Bewegungsideen der Teilnehmerinnen unbedingt aufgreifen
- Aus den verschiedenen Elementen kleine Choreografien zusammensetzen.

Der Musikvorschlag „Annenpolka“ hat eine sehr klare Musikstruktur und einen hohen Aufforderungscharakter.

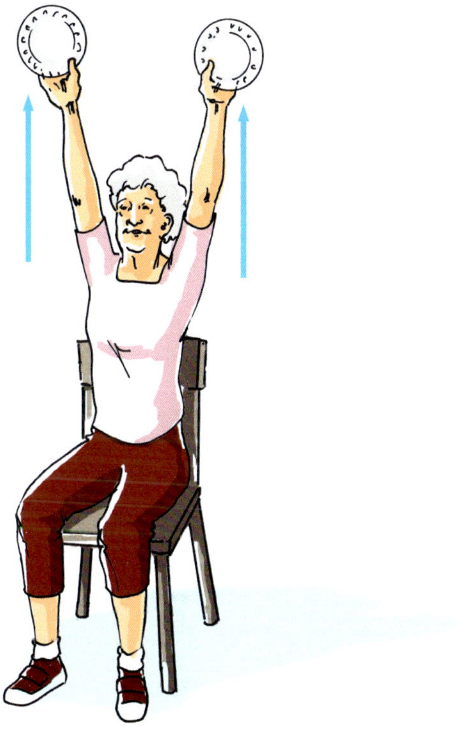

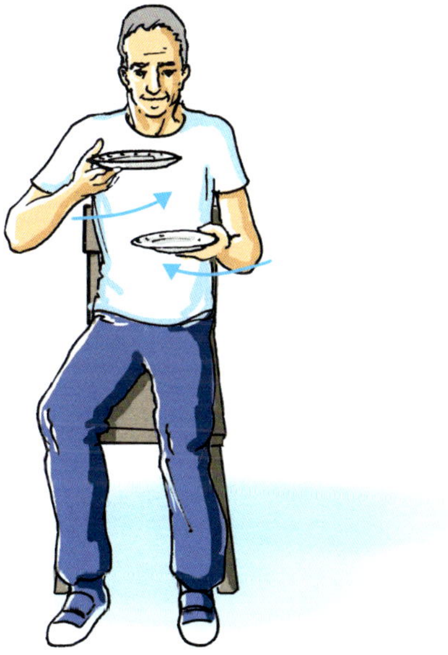

Erfindertanz mit Tuch

Einstimmung, Ausklang, Mitgestaltung, Kreativität, Beweglichkeit, Geschicklichkeit, Rhythmus

Musikabspielgerät
je Teilnehmerin ein Tuch (Chiffontuch, Kopf-/Halstücher, Geschirrtuch, Putztuch, Serviette, ...)
Musik (für schwingende Bewegungen eignet sich besonders gut Musik im ¾ Takt / z. B. Walzer)

Die Teilnehmerinnen sitzen in einem Stuhl-/Hockerkreis oder frontal zur ÜL im ‚versetzten Block'.

- Freies Experimentieren mit dem Tuch / freies Bewegen zur Musikauswahl
- Tuch um den Oberkörper herumreichen
- Tuch um einzelne Körperteile herumreichen – unter den Beinen hindurchreichen
- Tuch anheben und senken
- Tuch vor- und zurückschwingen
- Tuch vor dem Körper nach rechts und links schwingen
- Tuch vor dem Körper kreisen
- Tuch hoch zupfen (loslassen und greifen)
- Tuch mit der einen Hand hochzupfen und mit der anderen Hand greifen.

Der Übungsleiter beobachtet die Teilnehmerinnen und greift deren Bewegungsideen auf. Aus den verschiedenen Bewegungsideen wird gemeinsam mit den Teilnehmerinnen ein Tanz erarbeitet.

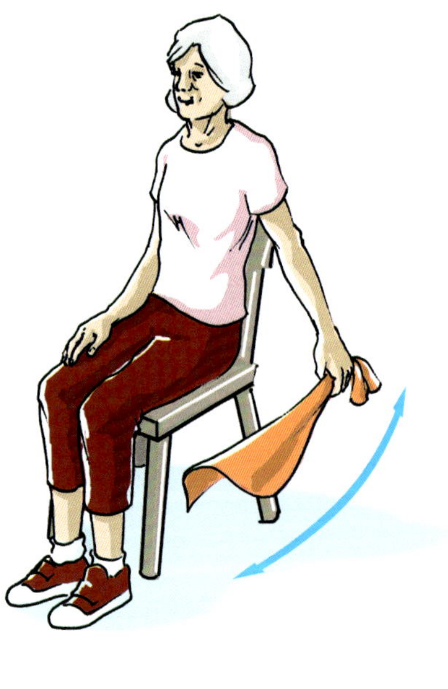

Im Kreis sitzend, durch die Tücher verbunden, schunkeln, schwingen, auf- und ab-, vor- und zurückbewegen.

Im Vergleich zu vorgegebenen Bewegungsaufgaben lassen offen Bewegungsaufgaben Spielräume zu und ermöglichen den Teilnehmerinnen, sich im Rahmen ihrer individuellen Fähigkeiten einzubringen.
Grundsätzlich sollte der Übungsleiter darauf achten, dass die Teilnehmerinnen mit beiden Körperseiten in gleichem Maße experimentieren und nicht ständig mit der „besseren" Hand, sondern genauso mit der „schwächeren" Hand üben.

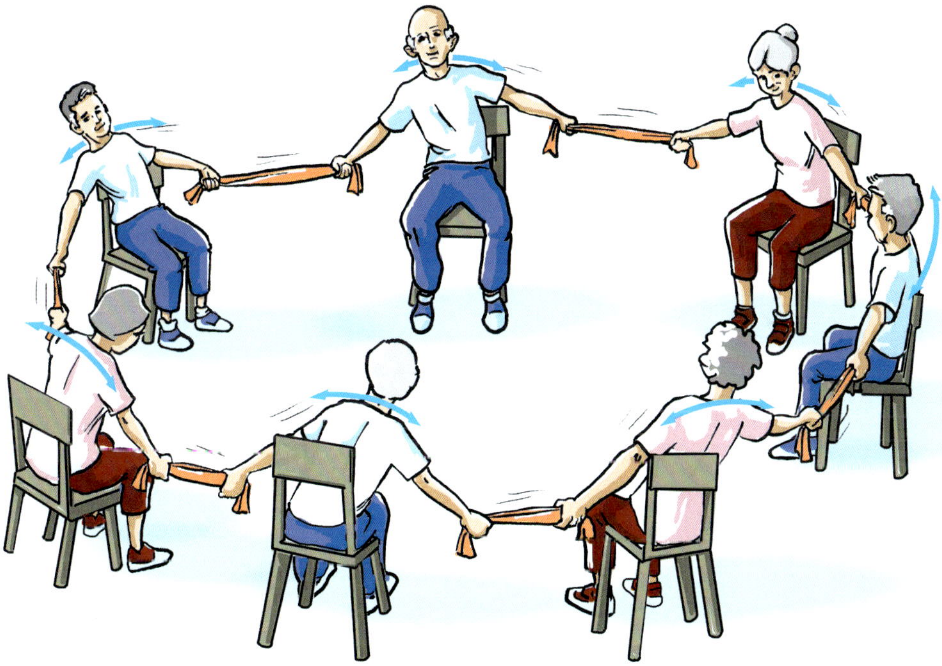

Rheumatanz

Einstimmung, Ausklang, Rhythmus, Geselligkeit, Kooperation, Mitgestaltung, Beweglichkeit, Gehirntraining, Stimmungsmanagement

Musikabspielgerät
Musik „Doubleska Polka“ auch als „Sternpolka“ bekannt

Die Teilnehmerinnen sitzen in einem Stuhl-/Hockerkreis oder frontal zur ÜL im ‚versetzten Block‘.

Pantomimische Darstellung des gesungenen Textes (Quelle unbekannt)

Strophe 1
Teil A
Wie geht's denn noch, wie geht's denn noch, ja es geht ganz gut,
(mit den Händen in die Runde fragen)
seh'n Sie mal, seh'n Sie mal, wie's die Hand noch tut.
(im Wechsel Handflächen und -rücken in die Runde zeigen)
Die Finger, die Finger, die müssen wir trainieren,
(Finger beugen und strecken)
damit sie, damit sie, die Bewegung nicht verlieren!
(Finger beugen und strecken)

Teil B
Hier tut's weh, und da tut's weh,
(an linkes und rechtes Knie tippen)
hier tut's weh, und da tut's weh,
(an linken und rechten Ellenbogen tippen)
hier tut's weh, und da tut's weh,
(auf linke und rechte Schulter tippen)
hier tut's weh, und da auch noch!,
(links und rechts auf den Rücken tippen)

Teil C
Weg damit und weg damit und weg damit und weg.
(die „Sorgen“ jeweils schnell mit beiden Händen nach vorne wegschieben)

Strophe 2
Teil A
Wie geht's denn noch, wie geht's denn noch, ja es geht ganz gut,
(mit den Händen in die Runde fragen)
seh'n Sie mal, seh'n Sie mal, wie's der Kopf noch tut.
(Kopf im Wechsel nach links und rechts drehen bzw. neigen)
Die Schultern, die Schultern, die müssen wir trainieren,
(Schultern heben und senken)
damit sie, damit sie, die Bewegung nicht verlieren!
(Schultern vor- und zurückdrehen)

Teil B: wie oben.

Teil C: wie oben
Strophe 3
Teil A
Wie geht's denn noch, wie geht's denn noch, ja es geht ganz gut,
(mit den Händen in die Runde fragen)
seh'n Sie mal, seh'n Sie mal, wie's das Bein noch tut.
(im Wechsel linkes und rechtes Bein anheben)
Die Knie, die Knie, die müssen wir trainieren,
(Knie beugen und strecken)
damit sie, damit sie, die Bewegung nicht verlieren!
(Knie beugen und strecken)

Teil B: wie oben.

Teil C: wie oben

Strophe 4
Teil A
Wie geht's denn noch, wie geht's denn noch, mir geht es heute gut,
(mit den Zeigefingern in die Runde zeigen)
seh'n Sie mal, seh'n Sie mal, wie's die Taille tut.
(Hände auf die Taille legen und leicht nach links und rechts drehen)
Ich tanze, ich tanze, ich tanz die ganze Nacht,
(Beine im Wechsel vorstecken und dazu in die Hände klatschen)
Da frag'n sie sich, da frag'n sie sich, wie hat die das gemacht!
(Beine im Wechsel vorstecken und dazu in die Hände klatschen)

Teil B
Hier tat's weh, und da tat's weh,
(an linkes und rechtes Knie tippen)
hier tat's weh, und da tat's weh,
(an linken und rechten Ellenbogen tippen)
hier tat's weh, und da tat's weh,
(auf linke und rechte Schulter tippen)
hier tat's weh, und da auch noch!,
(links und rechts auf den Rücken tippen)

Teil C: wie oben

Strophe 5
Teil A
Wiederholung von Teil A der vierten Strophe

Die Erfahrung zeigt, dass bei der Erarbeitung des Rheumatanzes auf die Bereitstellung des doch recht umfassenden Liedtextes verzichtet werden sollte. Die Einführung dieses Tanzes sollte auf mehrere Bewegungsstunden verteilt werden. Ein erster Schritt könnte das Vertrautmachen mit der Musik und das mehrfache Wiederholen von Strophe 1 sein. In der darauffolgenden Übungsstunde wird das Bekannte wiederholt und der Text um ein paar weitere Zeilen ergänzt – und so weiter.

Klapptanz

Einstimmung, Ausklang, Rhythmus, Geselligkeit, Kooperation, Mitgestaltung, Beweglichkeit, Stimmungsmanagement

Musikabspielgerät
Musik in einem langsamen (110 bis 126 bpm)
4/4 Takt

Die Teilnehmerinnen sitzen in einem Stuhl-/Hockerkreis oder frontal zur ÜL im ‚versetzten Block'.

Die Füße stehen etwa hüftbreit auseinander und die Hände liegen auf den Oberschenkeln.

4 x (4Zz) rechter Fuß tippt mit Ferse, Fußspitze, Ferse vorne auf – Fuß abstellen
4 x (4 Zz) linker Fuß tippt mit Ferse, Fußspitze, Ferse vorne auf – Fuß abstellen
4 x (4 Zz) rechte Hand tippt dreimal an linkes Knie – Hand auf dem Oberschenkel ablegen
4 x (4 Zz) linke Hand tippt dreimal an rechtes Knie – Hand auf dem Oberschenkel ablegen

4 x (4 Zz) Hände schlagen auf die Oberschenkel
4 x (4 Zz) in die Hände klatschen
4 x (4 Zz) Hände tippen auf die Schultern
4 x (4 Zz) Arme nach oben strecken

2 x (2 Zz) Hände schlagen auf die Oberschenkel
2 x (2 Zz) in die Hände klatschen
2 x (2 Zz) Hände tippen auf die Schultern
2 x (2 Zz) Arme nach oben strecken

Es werden sich automatisch Variationen ergeben, wenn es der Übungsleiterin gelingt, Anregungen der Teilnehmerinnen aufzugreifen und mit der Gruppe auszuprobieren.

Wie groß die Freude an der Bewegung bei Sitztänzen ist, hängt zu einem großen Teil von der Musikauswahl ab. Übungsleiterinnen sollten mutig auch mal etwas Neues ausprobieren. Im Zweifel: Schlager geht immer.

Klatschmarsch

Einstimmung, Ausklang, Rhythmus, Geselligkeit, Kooperation, Mitgestaltung, Beweglichkeit, Stimmungsmanagement

Musikabspielgerät
je Teilnehmerin ein Stuhl oder Hocker
Marschmusik (z. B. Radetzky-Marsch, Defiliermarsch, Yorck'scher Marsch, Preußens Gloria)

Die Teilnehmerinnen sitzen in einem Stuhl-/Hockerkreis oder frontal zur ÜL im ‚versetzten Block'.

- Marschieren, gehen, stampfen (Gehbewegung im Sitzen)
- In die Hände klatschen
- Mit den Händen auf die Oberschenkel klatschen.

8 x (8 Zz) gehen/stampfen mit den Füßen
8 x (8 Zz) mit den Händen auf die Oberschenkel klatschen
8 x (8 Zz) in die Hände klatschen
8 x (8 Zz) mit den Händen auf die Oberschenkel klatschen

4 x (4 Zz) gehen/stampfen mit den Füßen
4 x (4 Zz) in die Hände klatschen

8 x (8 Zz) gehen/stampfen mit den Füßen
8 x (8 Zz) abwechselnd auf die Oberschenkel und in die Hände klatschen

Durch das Aneinanderfügen der drei Grundbewegungen mit unterschiedlich vielen Wiederholungen sind beinahe endlose Kombinationen möglich.

- Gleichzeitig gehen/stampfen und in die Hände klatschen
- Mit der Handfläche der einen Hand auf den Handrücken der anderen Hand klatschen
- Auf die Oberschenkel des rechten und/oder linken Nachbarn klatschen
- In die Hände des rechten und/oder linken Nachbarn klatschen.

Der „Klatschmarsch" ist ein beliebter Ausdruck der Karnevalisten. Gemeint ist damit das rhythmische Klatschen des Publikums beim Ein- und Abmarsch von Künstlern bei ihren Auftritten bei Karnevalssitzungen.

Übungen für Finger und Hände

Anatomisch betrachtet bestehen unsere Hände aus jeweils 27 Knochen und einem entsprechend komplexen Satz von Muskeln, Sehnen und Nerven. Jeder Finger (mit Ausnahme des Daumens) besteht aus drei Knochen. Für Bewegungen eines einzelnen Fingers sind drei Gelenke im Einsatz. Der Daumen besteht aus zwei Knochen und ist durch ein Sattelgelenk mit dem Handwurzelknochen verbunden, sodass sich der Daumen allen anderen Fingern gegenüberstellen kann. Dadurch ist es überhaupt erst möglich, mit der Hand größere Gegenstände zu fassen. Die Beweglichkeit des Daumens macht unsere Hand zu einem Greifwerkzeug.

Die hier vorgestellten Übungen sollen Anregungen sein, die vielen Hand- und Fingergelenke zu mobilisieren und die Muskulatur der Hände zu kräftigen. Sie sind nicht auf die individuellen Bedürfnisse erkrankter Hand- und Fingergelenken abgestimmt. Bei den Übungen kommt es nicht auf Schnelligkeit an. Jede Teilnehmerin soll die Übungen in dem für sie passenden Tempo durchführen. Zwischen den Übungen werden kurze Pause eingelegt und die Hände locker ausgeschüttelt.

Darüber hinaus eignen sich Übungen für Hände und Finger auch als Training für die „grauen Zellen“. Die komplexe motorische Steuerungsfähigkeit der Hände und Finger spiegelt sich in ihrer Repräsentation im Gehirn wieder. Der „motorische Homunculus“ veranschaulicht das, indem der Körper verkleinert als Homunculus (lat. Bewegung betreffendes Menschlein) auf der Großhirnrinde abgebildet ist. Die Hirnrinde entspricht dabei einer Landkarte, auf der die Nervenverbindungen der verschiedenen Körperregionen abgebildet sind. Einige Körperbereiche besitzen eine besonders stark ausgeprägte Steuerungsfähigkeit, daher sind die Proportionen des Homunculus stark verzerrt. Hand und Finger sowie Gesicht mit Zunge nehmen eine ausgesprochen große Region ein. Andere Partien der Körperoberfläche wie beispielsweise Rücken oder Beine, die vergleichsweise nur grob bewegt werden, nehmen eine entsprechend kleinen Bereich ein. Durch feinmotorische Übungen der Finger und Hände wird also ein sehr großer Bereich des Gehirns aktiviert, besser durchblutet und mit Sauerstoff versorgt. Und das wirkt sich unter anderem positiv auf die geistige Leistungsfähigkeit aus. Und nicht nur das, darüber hinaus verhelfen feinmotorische Aktivitäten der Finger oder Massagen der Hände Stimulationen der Artikulationsorgane. Zeitgleich wird durch die Fingerübungen also auch u. a. die Zunge in ihren verschiedenen Regionen angeregt, was einen positiven Einfluss auf Sprechgenauigkeit oder das Schluckvermögen haben kann.

Hände zu Fäusten ballen

Mobilisation, Feinmotorik der Hände und Finger, Kräftigung, Koordination, Gehirntraining

Es wird kein Material benötigt.

Die Teilnehmer sitzen in einem Stuhl-/Hockerkreis.

- Beide Hände in Brusthöhe zu Fäusten ballen
- Beim Öffnen der Fäuste die Finger weit auseinanderspreizen
- Im Wechsel eine Hand zur Faust ballen und die Finger der anderen Hand weit auseinanderspreizen
- Im Wechsel den Daumen einer Faust außen und den anderen Daumen innerhalb der Faust.

- Mit der rechten und der linken Hand einzeln durchführen.
- Mit beiden Hände gleichzeitig.

Finger falten / kreisen / kreuzen

Mobilisation, Feinmotorik der Hände und Finger, Kräftigung, Koordination, Gehirntraining

Es wird kein Material benötigt.

Die Teilnehmer sitzen in einem Stuhl-/Hockerkreis.

Finger falten

- Die Hände so schnell wie möglich falten und wieder öffnen (im Reißverschluss-Prinzip verzahnen)
- Die Hände im Wechsel so falten, dass einmal der rechte Daumen und einmal der linke Daumen oben liegt
- Beim Falten der Hände die Finger jeweils um eine „Lücke" versetzen
- Die eigene Hand mit der Hand eines anderen Teilnehmers falten/verzahnen
- Die Hände übereinanderlegen (Handfläche auf Handrücken) und falten
- Die Hände mit dem Handrücken gegeneinander legen und die Finger ineinander verschränken.

Finger kreisen

Die Fingerkuppen beider Hände werden aneinandergelegt. Daumen an Daumen, Zeigefinger an Zeigefinger, usw. Zunächst die beiden Daumen umkreisen lassen, dann die Zeigefinger, Mittelfinger, Ringfinger, kleiner Finger.

- Die Finger dabei abwechselnd in beide Richtungen kreisen lassen
- Die beiden Daumen und die beiden Mittelfinger umkreisen sich gleichzeitig
- Die beiden Zeigefinger und die beiden Ringfinger umkreisen sich gleichzeitig
- Die beiden Mittelfinger und die beiden kleinen Finger umkreisen sich gleichzeitig
- Mehrfach wiederholen.

Finger kreuzen

Die beiden Handflächen werden aneinandergelegt. Die Fingerspitzen zeigen nach oben und die Finger sind leicht gespreizt. Jetzt werden die beiden Daumen miteinander verschränkt bzw. gekreuzt. Zuerst liegt der Daumen der rechten Hand vor dem Daumen der linken Hand, dann liegt der linke Daumen vorn. Nun werden die Daumen wieder aneinandergelegt und die beiden Zeigefinger verschränkt. Wie zuvor bei den Daumen liegt erst der rechte Zeigefinger vorn, dann der linke Zeigefinger. Der Reihe nach werden so alle anderen Finger miteinander gekreuzt. Die jeweils anderen vier Fingerpaare bewegen sich nicht mit und bleiben aneinandergelegt.

- Mit zwei Fingerpaaren gleichzeitig üben: die Daumen und die Mittelfinger verschränken sich gleichzeitig, die Zeigefinger und die Ringfinger verschränken sich gleichzeitig, usw.
- Alle Finger gleichzeitig verschränken, abwechselnd liegen dabei die Finger der rechten Hand vor den Fingern der linken Hand und umgekehrt.

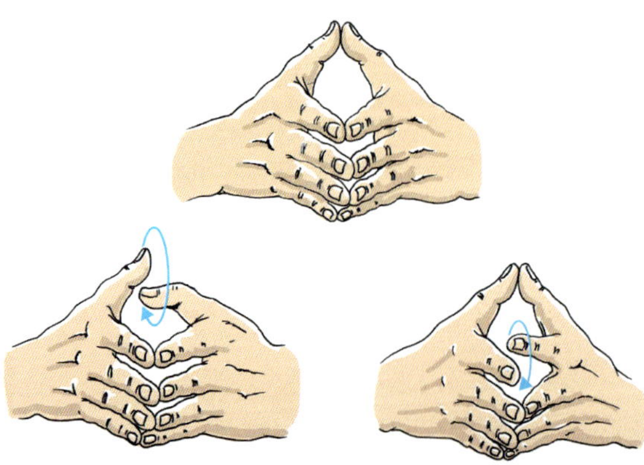

…

Finger tippen

Mobilisation, Feinmotorik der Hände und Finger, Kräftigung, Koordination, Gehirntraining

Es wird kein Material benötigt.

Die Teilnehmer sitzen in einem Stuhl-/Hockerkreis.

Beide Hände werden entspannt vor dem Oberkörper gehalten. Zuerst werden folgende Bewegungen nur mit der rechten Hand und anschließend mit der linken Hand ausgeführt:

- Daumen tippt an Zeigefinger
- Daumen tippt an Mittelfinger
- Daumen tippt an Ringfinger
- Daumen tippt an kleinen Finger
- Daumen tippt wieder an Ringfinger
- Daumen tippt wieder an Mittelfinger
- Daumen tippt wieder an Zeigefinger
- usw.

- Die Fingerbewegungen gleichzeitig mit beiden Händen durchführen
- Die Fingerbewegungen gleichzeitig mit beiden Händen gegenläufig durchführen – die linke Hand beginnt mit dem Daumen am Zeigefingern und die rechte Hand beginnt mit dem Daumen am kleinen Finger.

Fingerhakeln

Mobilisation, Feinmotorik der Hände und Finger, Koordination, Gehirntraining

Es wird kein Material benötigt.

Die Teilnehmer sitzen in einem Stuhl-/Hockerkreis.

Beide Hände werden entspannt vor dem Oberkörper gehalten. Nacheinander werden beide Daumen, beide Zeigefinger, beide Mittelfinger, beide Ringfinger und die beiden kleinen Finger ineinander verhakt und kurz nach außen gezogen.

Die Finger werden gegengleich ineinander verhakt.

- Rechter Daumen mit linkem kleinen Finger, dann linker Daumen mit rechtem kleinen Finger
- Rechter Zeigefinger mit linkem Ringfinger, dann linker Zeigefinger mit rechtem Ringfingers
- Rechter Mittelfinger mit linkem Mittelfinger
- Rechter Ringfinger mit linkem Zeigefinger, dann linker Ringfinger mit rechtem Zeigefinger
- Rechter kleiner Finger mit linkem Daumen, dann linker kleiner Finger mit rechtem Daumen.

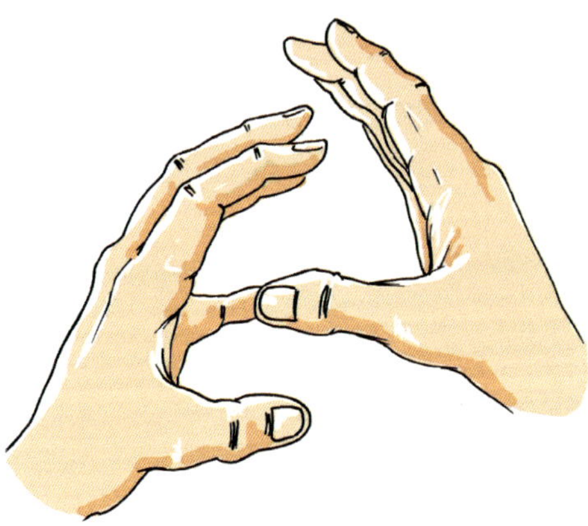

Fingerschnappen

Feinmotorik der Hände und Finger, Koordination, Reaktion, Gehirntraining, Informationsverarbeitungsgeschwindigkeit, Wettkämpfen

Es wird kein Material benötigt.

Die Teilnehmer sitzen in einem Stuhl-/Hockerkreis.
Die Stühle/Hocker stehen so dicht nebeneinander, dass sich die Teilnehmer gut an den Händen fassen können.

Alle Teilnehmer halten jeweils ihre rechte Hand mit der Handfläche nach oben in Richtung ihres rechten Sitznachbarn. Der linke Zeigefinger wird in 2–3 cm Entfernung über die Handfläche des linken Sitznachbarn gehalten.
Auf ein Kommando des Übungsleiters soll der Zeigefinger des rechten Sitznachbarn geschnappt werden und gleichzeitig der eigene linke Zeigefinger weggezogen werden.
Nach zwei bis drei Durchgängen wird die Handhaltung gewechselt. Das bedeutet, jetzt schnappt die linke Hand und der Zeigefinger der rechten Hand muss weggezogen werden.

- Das Kommando wechseln, z. B. „1, 2, 3" oder „und jetzt" oder „3, 2, 1, schnapp"
- Nach jedem Durchgang die Handhaltung wechseln
- Alle anderen Finger schnappen und wegziehen – nacheinander Daumen, Zeigefinger, Mittelfinger, Ringfinger und kleiner Finger.

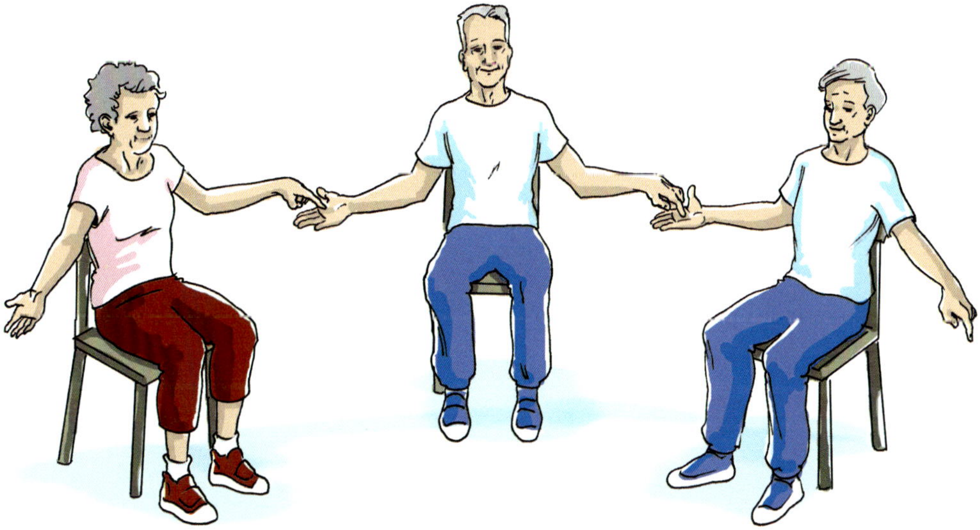

Zahlenkombinationen tippen

Mobilisation, Feinmotorik der Hände und Finger, Kräftigung, Koordination, Gehirntraining, Informationsverarbeitungsgeschwindigkeit

Es wird kein Material benötigt.

Die Teilnehmer sitzen in einem Stuhl-/Hockerkreis.

Die Teilnehmer legen ihre Hände mit der Handfläche nach unten auf ihre Oberschenkel.
Die Finger werden jetzt gedanklich von links außen beginnend mit 1 (kleiner Finger der linken Hand) bis 10 (kleiner Finger der rechten Hand) durchnummeriert.
Der Übungsleiter gibt zwei Zahlen vor. Die Teilnehmer sollen jetzt die entsprechenden Finger so schnell wie möglich zusammenführen. Nennt der Übungsleiter beispielsweise die Zahlen 4 und 9, werden die Fingerkuppen des linken Zeigefingers und des rechten Ringfingers zusammengeführt.

Die Hände werden mit der Handfläche nach oben auf die Oberschenkel gelegt. Das gedankliche Durchnummerieren beginnt jetzt beim linken Daumen = 1, linker Zeigefinger = 2 , usw. bis zum rechten Daumen (10).

Zeig her deine Finger

Mobilisation, Feinmotorik der Hände und Finger, Kräftigung, Koordination, Gehirntraining

Es wird kein Material benötigt.

Die Teilnehmer sitzen in einem Stuhl-/Hockerkreis.

Beide Hände werden zu festen Fäusten geballt. Nacheinander wird jeder Finger einzeln aus der Faust gelöst, nach oben gestreckt und wieder in die Faust integriert.
Anschließend werden die Finger paarweise gezeigt. Die Handflächen werden aneinander gelegt. Die Fingerspitzen zeigen nach oben. Die Finger beider Hände werden miteinander verschränkt bzw. gekreuzt. Jetzt einzelne Fingerpaare aus der Verflechtung lösen, die beiden Finger ganz aneinanderlegen und nach oben strecken.

Fingerübungen mit Stiften

Mobilisation, Feinmotorik der Hände und Finger, Geschicklichkeit, Kräftigung, Koordination, Gehirntraining, Informationsverarbeitungsgeschwindigkeit

je Teilnehmerin zwei Stifte

Die Teilnehmer sitzen in einem Stuhl-/Hockerkreis.

Ein Stift wird senkrecht in der rechten Hand vor dem Körper gehalten, die linke Hand wird gleichzeitig zum Fangen bereit ca. 20–30 cm darunter gehalten. Jetzt wird der Stift senkrecht fallengelassen und mit der unteren Hand aufgefangen.

- Mehrfach wiederholen
- Mal fängt die linke Hand, mal fängt die rechte Hand
- Den Stift mit nur zwei Fingern fangen: mit Daumen und Zeigefinger, mit Daumen und Mittelfinger, mit Daumen und Ringfinger, mit Daumen und kleinem Finger.

Die Teilnehmer halten jeweils einen Stift in einer Hand vor dem Körper und drehen ihn unter Einsatz von Daumen, Zeigefinger und Mittelfinger.

- Abwechselnd mit der rechten Hand und der linken Hand üben
- Den Stift abwechselnd vom Körper weg und zum Körper hin drehen
- Den Daumen nicht mehr zur Hilfe nehmen, sondern den Stift unter Verwendung von Zeigefinger, Mittelfinger und Ringfinger drehen
- Mit beiden Händen gleichzeitig üben
- Gleichzeitig einen Stift mit der rechten Hand zum Körper hin und einen zweiten Stift mit der linken Hand vom Körper weg drehen.

Es sollten möglichst Stifte in verschiedener Stärke (z. B. dicke und dünne Buntstifte, Textmarker und Filzstifte) bereitgehalten werden.

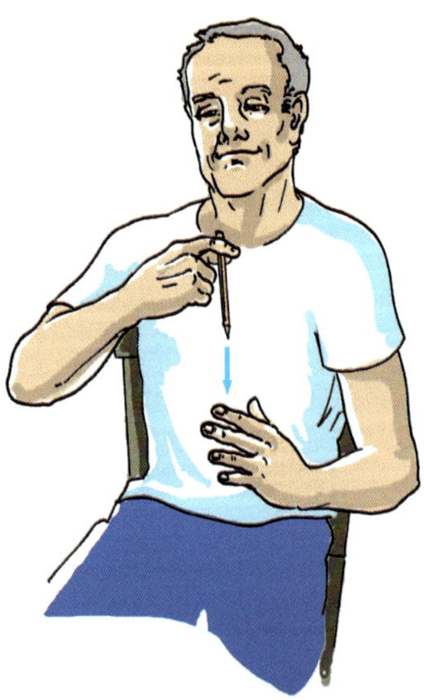

Fingerübungen mit Kugeln / Murmeln / Kastanien

Mobilisation, Feinmotorik der Hände und Finger, Geschicklichkeit, Kräftigung, Koordination, Gehirntraining

Holz- oder Styroporkugeln, Murmeln, Kastanien, Eicheln oder Nüsse

Die Teilnehmer sitzen in einem Stuhl-/Hockerkreis.

- Kugel zwischen den Handflächen rollen
- Kugel von einer Hand in die andere Hand kullern lassen
- Zwei Kugeln in eine Hand legen und diese umeinander kreisen lassen
- Mit beiden Händen nacheinander üben
- Mit beiden Händen gleichzeitig üben.

- Richtung wechseln, die Kugeln abwechselnd rechts und links herum kreisen lassen
- Nach längerem Üben kann versucht werden, die beiden Kugeln umeinander kreisen zu lassen, ohne dass sich die Kugeln berühren
- In jede Hand zwei Murmeln legen und mit beiden Händen gleichzeitig üben
- Bewegungen gegengleich ausführen – die Murmeln in der einen Hand kreisen rechtsherum, die Murmeln in der anderen Hand kreisen linksherum.

Das Material sollte möglichst vielfältig und in verschiedenen Größen bereitgestellt werden.

Fingerübungen mit Knöpfen

Mobilisation, Feinmotorik der Hände und Finger, Geschicklichkeit, Kräftigung, Koordination, Gehirntraining

viele verschiedene Knöpfe – mindestens 25 Knöpfe je Teilnehmer

Die Teilnehmer sitzen in einem Stuhl-/Hockerkreis.

- Mit der rechten Hand auf jede Fingerkuppe der linken Hand einen Knopf legen
- Mit der linken Hand auf jede Fingerkuppe der rechten Hand einen Knopf legen
- Kleine Türme auf den Fingerkuppen bauen – wer baut den Turm aus den meisten Knöpfen?
- Zwei Teilnehmer bilden ein Team (A und B) – A versucht, auf jedes Fingerglied einer Hand von B einen Knopf zu platzieren – also (mit Ausnahme des Daumens) je 3 Knöpfe auf einen Finger
- Alle Übungen wechselnd mit der rechten und der linken Hand durchführen
- Hände drehen (Handrücken nach oben), jetzt werden die Knöpfe auf den Handrücken bzw. auf die Fingernägel gelegt.

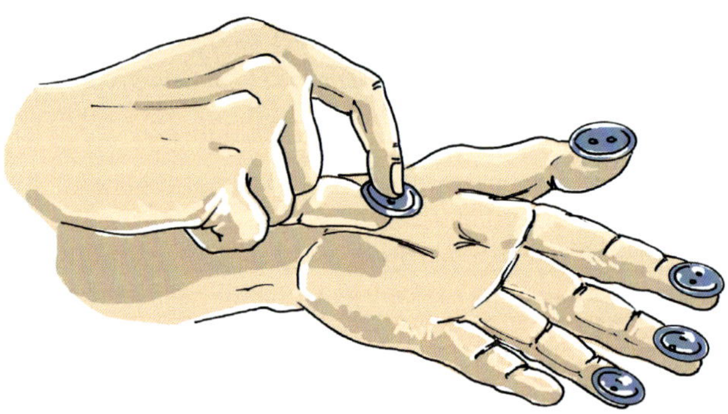

Fingerübungen mit Korken

Mobilisation, Feinmotorik der Hände und Finger, Geschicklichkeit, Kräftigung, Koordination, Kooperation, Gehirntraining

viele Weinkorken

Die Teilnehmer sitzen in einem Stuhl-/Hockerkreis.

Jeder Teilnehmer erhält fünf Korken. Zwei davon nimmt er in die linke Hand, die anderen drei nimmt er in die rechte Hand. Ziel ist es, zwischen den beiden Daumen, Zeigefingern, Mittelfingern, Ringfinger und den beiden kleinen Fingern jeweils einen Korken einzuklemmen. Nach einigem Üben sollte das klappen, ohne dass ein Korken dabei zu Boden fällt.

Zwei Teilnehmer (A und B) stehen oder sitzen sich einander gegenüber. A und B haben jeweils fünf Korken. Zunächst werden zwei Korken zwischen den Zeigefingern von Person A und B eingeklemmt (ein Korken zwischen linkem Zeigefinger von A und rechtem Zeigefinger von B und ein Korken zischen rechtem Zeigefinger von B und linkem Zeigefinger von A).

Dann mit mehreren Korken zwischen den jeweils gegenüberliegenden Fingern ausprobieren. Die schwierigste Variante ist folgende: Beide Teilnehmer halten je fünf Korken in ihren Händen (zwei in der linken Hand und drei in der rechten Hand). Gelingt es einem Paar, alle 10 Korken zwischen den sich gegenüberliegenden Fingern zu platzieren, ohne dass dabei ein Korken zu Boden fällt?

- Zu Beginn in Dreiergruppen üben – jedem Paar steht dadurch ein Helfer zur Verfügung
- Die Korken auf diese Weise transportieren .

Zwei Teilnehmer stehen oder sitzen sich einander gegenüber. Es sollen möglichst viele Korken übereinander zu einem Turm gebaut werden. Dabei hält ein Teilnehmer einen Finger unten, der anderen Teilnehmer hält mit einem Finger oben den Turm zusammen. Wie viele Korken lassen sich auf diese Weise übereinander stapeln?

- In verschiedenen Fingerkombinationen ausprobieren
- Den eingeklemmten Turm transportieren.

Fingerübungen mit Wäscheklammern

Feinmotorik der Hände und Finger, Geschicklichkeit, Kräftigung, Koordination, Gehirntraining

je Teilnehmerin zwei Wäscheklammern

Die Teilnehmer sitzen in einem Stuhl-/Hockerkreis.

Die Wäscheklammer wird mit dem Daumen und dem Zeigefinger gehalten und so zusammengedrückt, dass sich die beiden oberen Enden berühren und die Wäscheklammer ganz geöffnet ist. Genauso mit Daumen und Mittelfinger, Daumen und Ringfinger und Daumen und kleinem Finger üben. Alle anderen Finger werden dabei abgespreizt und sollen die Wäscheklammer möglichst nicht berühren.

- Mit jeder Fingerkombination jeweils ca. achtmal zusammendrücken und lösen
- Nacheinander mit der rechten und linken Hand üben
- Im Wechsel mit der rechten und linken Hand üben
- Mit beide Hände gleichzeitig üben.

- Bei geöffneter Wäscheklammer Arme nach vorn strecken – zurücknehmen und schließen
- Bei geschlossener Wäscheklammer Arme nach vorn strecken – zurücknehmen und öffnen
- Im Wechsel Arm/Hand mit der zusammengedrückten (offenen) Klammer nach vorn strecken und die geschlossene Klammer vor dem Oberkörper halten
- Im Wechsel Arm/Hand mit der geschlossenen Klammer nach vorn strecken und die offene Klammer vor dem Oberkörper halten.

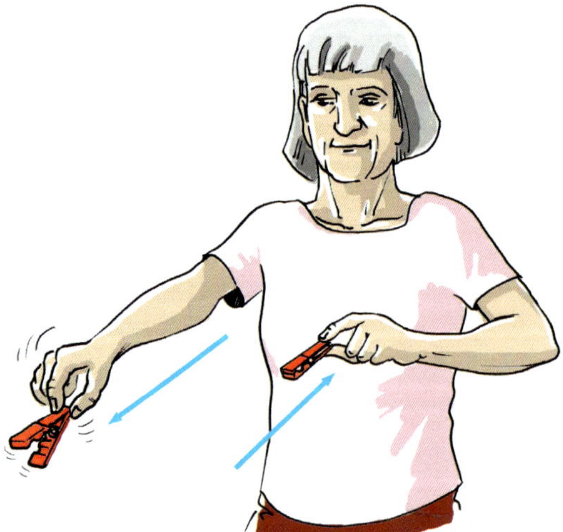

Daumen hoch

Feinmotorik der Hände und Finger, Koordination, Orientierung, Konzentration, Gehirntraining, Informationsverarbeitungsgeschwindigkeit

ein Plakat mit einem großen Pfeil darauf

Die Teilnehmer sitzen frontal zur ÜL im ‚versetzten Block'.

Der Übungsleiter dreht das Plakat mit dem großen Pfeil in beliebiger Reihenfolge nach oben, unten, rechts oder links. Die Teilnehmer zeigen mit beiden Daumen in die angezeigte Richtung und sagen die entsprechende Richtung laut.

- Die Richtung laut sagen und mit unterschiedlichen Fingern in die entsprechende Richtung zeigen
- Die Richtung laut sagen aber in die entgegengesetzte Richtung zeigen
- Die falsche Richtung sagen aber in die richtige Richtung zeigen.

Diese Übung erfordert ein hohes Maß an Orientierungs- und Konzentrationsfähigkeit. Insbesondere für Teilnehmer mit einer Rechts-Links-Schwäche ist es wichtig, als Alternative zum klassischen Sitzkreis frontal zum Übungsleiter sitzen.

Fingerakrobatik

Mobilisation, Feinmotorik der Hände und Finger, Kräftigung, Gehirntraining, Informationsverarbeitungsgeschwindigkeit

Es wird kein Material benötigt.

Die Teilnehmer sitzen in einem Stuhl-/Hockerkreis.

Folgende einzelne Fingerbewegungen einüben:

1. Den Zeigefinger und den Daumen beider Hände deutlich ausstrecken, die anderen Finger beugen.
2. Den Zeigefinger und den kleinen Finger beider Hände deutlich ausstrecken, die anderen Finger beugen.
3. Der Daumen und der Ringfinger tippen aufeinander.
4. Den Mittelfinger und den Ringfinger deutlich ausstrecken, die anderen Finger beugen.

Die vier Fingerbewegungen werden mehrfach hintereinander, möglichst ohne Pause, durchgeführt.

- Die Reihenfolge verändern (3, 1, 4, 2) oder (4, 2, 3, 1)
- Auf Zuruf des Übungsleiters (1, 2, 3 oder 4) möglichst schnell mit der richtigen Fingerposition reagieren
- Nicht mehr die Finger beider Hände gleichzeitig bewegen, sondern jeweils nur mit einer Hand – 1 nur mit der rechten Hand, 2 nur mit der linken Hand, 3 nur mit der rechten Hand, 4 nur mit der linken Hand.

Die Fingerbewegungen können jederzeit vom Übungsleiter verändert und erweitert werden. Die Teilnehmer sollten in die Entwicklung weiterer Ideen für Fingerpositionen eingebunden werden.

Victory und Pistole

Mobilisation, Feinmotorik der Hände und Finger, Kräftigung, Gehirntraining, Informationsverarbeitungsgeschwindigkeit

Es wird kein Material benötigt.

Die Teilnehmerinnen sitzen in einem Stuhl-/Hockerkreis.

Die Teilnehmerinnen üben zunächst folgende Gesten:
„Victory“ (Sieg): Zeige- und Mittelfinger sind gespreizt, die anderen Finger werden gebeugt und der Daumen tippt an Ring- und kleinen Finger. Die Hand-/Fingerfläche zeigt nach vorn.

„Pistole“: Zeigefinger und Daumen strecken. Der Zeigefinger zeigt nach vorn, der Daumen zeigt nach oben. Die anderen Finger beugen und auf die Handfläche tippen.

Mit den Fingern der rechten Hand zwischen den Gesten für „Victory“ und „Pistole“ mehrfach hin und her wechseln. Genauso mit der linken Hand üben. Dann die Übung mit beiden Händen gleichzeitig ausführen.

Um die Übung gegengleich auszuführen beginnt eine Hand mit der Geste für „Victory“ und eine Hand mit der Geste für „Pistole“. Der Wechsel zur jeweils anderen Geste soll zeitgleich durchgeführt werden.

Anstelle der Geste für „Pistole“ kann die Geste für „Handy“ verwendet werden: Daumen und kleinen Finger strecken und die anderen Finger beugen.

Die Geste für „Victory“ wird oft auch für „Peace“ (Frieden) verwendet.

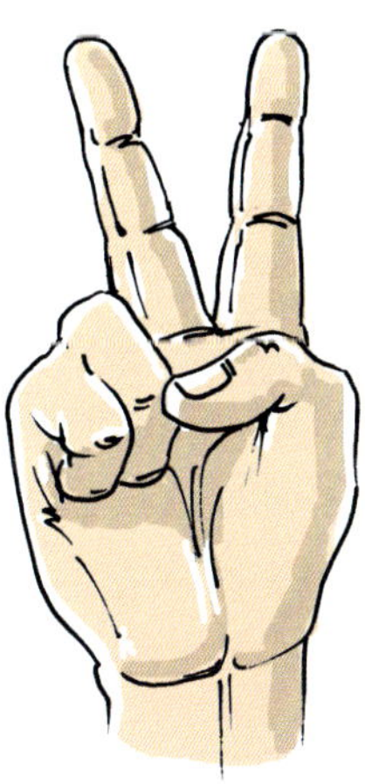

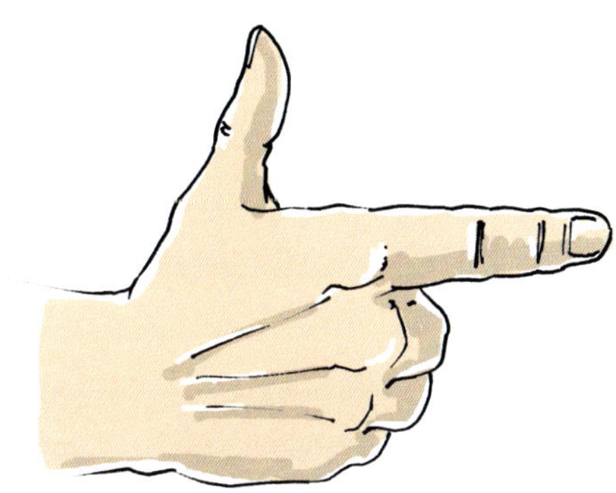

Schere, Stein, Papier

Feinmotorik der Hände und Finger, Gehirntraining, Wettkämpfen

Es wird kein Material benötigt.

Die Teilnehmer sitzen sich paarweise einander gegenüber.

Zunächst werden für die Symbole Schere, Stein und Papier folgende Handbewegungen bzw. Gesten eingeübt:

Schere: Zeigefinger und Mittelfinger werden gespreizt ausgestreckt, Ringfinger und kleiner Finger werden zum Daumen geklappt.
Stein: Es wird eine Faust gebildet.
Papier: Es wird eine flache Hand gebildet.

Zwei Teilnehmer wählen eins der drei möglichen Symbole. Die beiden Teilnehmer sagen gemeinsam „Schnick-Schnack-Schnuck“ und bewegen dabei eine Faust hin und her. Bei „Schnuck“ zeigen sie das gewählte Symbol mit Hilfe ihrer Hand. Jedes Symbol kann gegen ein anderes gewinnen oder verlieren. Wenn beide Teilnehmer das gleiche Symbol zeigen, kommt es zu einem Unentschieden.

Das Papier gewinnt gegen den Stein (umwickelt ihn).
Der Stein gewinnt gegen die Schere (schlägt sie kaputt).
Die Schere gewinnt gegen das Papier (zerschneidet es).

Das Papier verliert gegen die Schere.
Der Stein verliert gegen das Papier.
Die Schere verliert gegen den Stein.

„Schere-Stein-Papier“ (auch bekannt als „Schnick-Schnack-Schnuck“) ist ein einfaches Spiel, das rund um die Welt unter vielen Namen und mit vielen Variationen gespielt wird. Es kommt zum Einsatz, um zu bestimmen, wer „an der Reihe“ ist. Außerdem wird es als Wettstreit gespielt.

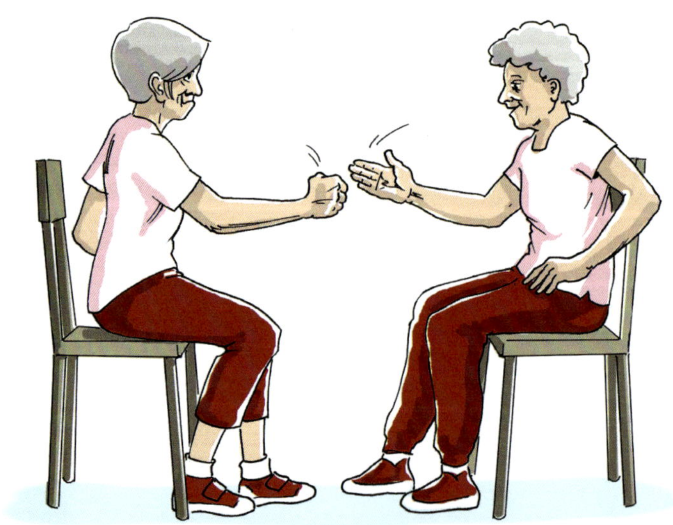

Übungen für die Füße

Unsere Füße tragen uns durch unser Leben. Sie sind für uns selbstverständlich – und trotzdem bemerkenswert: etwa ein Viertel der rund 215 Knochen des menschlichen Körpers befindet sich in den Füßen. Je Fuß besitzen wir 26 Knochen und 33 Gelenke – verbunden durch Muskeln, Bänder und Sehnen. Aufgeteilt werden die Füße in die Fußwurzel, den Mittelfuß und die Zehen. Der Mittelfuß besteht aus Spann, Sohle, Rist (Außenkante), Ballen und Ferse. Neben den Venen, Arterien und Kapillaren gibt es unzählige Nervenenden. Deshalb sind die Füße auch besonders sensibel.

Im herkömmlichen Sprachgebrauch, insbesondere bei Beschreibung von Tänzen, sprechen wir oft von Hacken und Spitze bzw. Fußspitze. Die anatomisch korrekte Bezeichnung lautet Zehen, Ballen und Ferse. Im folgenden Kapitel sind alle diese Bezeichnungen zu finden.

Warum überhaupt Übungen für die Füße anbieten? Unsere Füße werden jeden Tag belastet, sie stecken häufig in Schuhen und wir laufen über hauptsächlich harte und ebene Untergründe. Darüber hinaus werden die Füße oft vernachlässigt und bekommen nicht die Aufmerksamkeit und Pflege, die ihnen gebührt. Die täglichen Belastungen oder sogar Fehlbelastungen haben Auswirkungen auf den gesamten Haltungs- und Bewegungsapparat. Soll die Körperhaltung stabilisiert und verbessert werden, führt kein Weg an den Füßen vorbei.

Empfehlenswert ist das barfüßige Üben. Trotz aller Schwierigkeiten, Schuhe und Strümpfe aus- und anzuziehen, trotz Scham oder Erkrankungen der Füße – sollten die Teilnehmerinnen immer wieder motiviert werden, barfuß zu trainieren und wieder mehr Zeit der Pflege der Füße oder ihrer Behandlung zu widmen. Der Übungsleiter kann versuchen, Übergangslösungen zu finden, bspw. sollen nur besonders dünne Socken angezogen werden, bis die Teilnehmerinnen soweit sind, barfuß zu üben. Mögliche Gründe der Verweigerung können mangelnde Hygiene oder verschiedene Krankheitsbilder sein: Hornhaut, Hühneraugen, sogenannte Hammerzehen, Fersensporn, Fußfehlstellungen oder „Diabetes-Fuß"-Druckstellen. Der Übungsleiter sollte möglichst selber barfuß üben und Verständnis für die anfängliche Scham oder Schwierigkeiten zeigen, die die eingeschränkte Beweglichkeit der Teilnehmerinnen beim An– und Ausziehen der Schuhe und Socken mit sich bringt. Dranbleiben lohnt sich – und die Teilnehmerinnen werden durch intensiveres Spüren und verbesserte Gesundheit ihrer Füße belohnt.

Fußfehlstellungen haben Auswirkungen auf die Wirbelsäule und deren Ausrichtung. Das Fußgewölbe (Quer- und Längsgewölbe) wirkt als Stoßdämpfer für die fragilen Wirbelkörper. Bei einem schwach ausgeprägten Gewölbe und schwacher Muskulatur wird jeder Schritt ungedämpft weiter in die Wirbelsäule geleitet – und kann hier Schmerzen und Schäden verursachen. Bei einem gesunden Fuß liegen der Bereich des Längsgewölbes und der Fußinnenrand nicht am Boden auf.

Die hier vorgestellten Übungen sollen Anregungen sein, die vielen Fußgelenke zu mobilisieren und vor allem die Muskulatur der Füße zu kräftigen. Sie sind nicht auf die individuellen Bedürfnisse erkrankter Füße abgestimmt. Bei den folgenden Übungen kommt es nicht auf Schnelligkeit an. Jede Teilnehmerin soll die Übungen in dem für sie passenden Tempo durchführen. Zwischen den Übungen werden kurze Pause eingelegt. Die Übungen sollten ca. 30 Sekunden dauern oder zehn Wiederholungen beinhalten.

Fuß- / Muskelpumpe

Mobilisation, Beweglichkeit, Kräftigung, Herz-Kreislauf-System

Es wird kein Material benötigt.

Die Teilnehmerinnen sitzen in einem Stuhl-/Hockerkreis und nehmen eine aufrechte Sitzposition ein. Die Füße stehen etwa in Hüftbreite auf dem Boden.

- beide Fersen anheben und absetzen – Zehen und Ballen bleiben am Boden
- im Wechsel rechte und linke Ferse anheben und absetzen – Zehen und Ballen bleiben am Boden
- beide Zehen und Ballen anheben und absetzen – Fersen bleiben am Boden
- im Wechsel rechter und linker Ballen (Fußspitzen) anheben und absetzen – Fersen bleiben am Boden
- beide Fußspitzen und Fersen im Wechsel anheben und absetzen

Die Bewegungsgeschwindigkeit soll auf die Leistungsfähigkeit der Teilnehmerinnen abgestimmt sein. Die Übungsleiterin sollte im Zweifel zugunsten der Bewegungsqualität die Geschwindigkeit reduzieren.

Die Unterstützung des Blutkreislaufs durch An- und Entspannen der Muskulatur wird als Muskelpumpe oder auch Venenpumpe bezeichnet.

Twist im Sitzen

Mobilisation, Beweglichkeit, Kräftigung, Koordination, Rhythmus, Herz-Kreislauf-System

bei Bedarf Musikabspielgerät

Die Teilnehmerinnen sitzen in einem Stuhl-/Hockerkreis.

- Beide Fußspitzen anheben – im Wechsel nach rechts und links absetzen, anheben – zurücksetzen, Fersen bleiben am Boden
- Beide Fersen anheben – im Wechsel nach rechts und links absetzen, anheben – zurücksetzen, Zehen und Ballen bleiben am Boden
- Im Wechsel rechte und linke Fußspitze anheben – nach außen setzen, anheben – zurücksetzen, Fersen bleiben am Boden
- Beide Fußspitzen gleichzeitig anheben – nach außen setzen, anheben – zurücksetzen, Fersen bleiben am Boden
- Im Wechsel rechte und linke Ferse anheben – nach außen setzen, anheben – zurücksetzen, Zehen und Ballen bleiben am Boden
- Beide Fersen gleichzeitig anheben – nach außen setzen, anheben – zurücksetzen, Zehen und Ballen bleiben am Boden.

- Bewegungsfolgen einüben und wiederholen
- Mit Einsatz von Musik- jede Musik im 4/4 Takt ist geeignet.

Die Bewegungsideen erinnern an die typische Fußbewegung beim Twist (ein Tanz im Viervierteltakt, der in den frühen 60er Jahren populär war). Getanzt wurde der Twist zu Rock'n Roll- oder Twist-Musik. Speziell für den Twist entstanden 1960/61 die Lieder „The Twist" und „Let's Twist Again" von Chubby Checker.

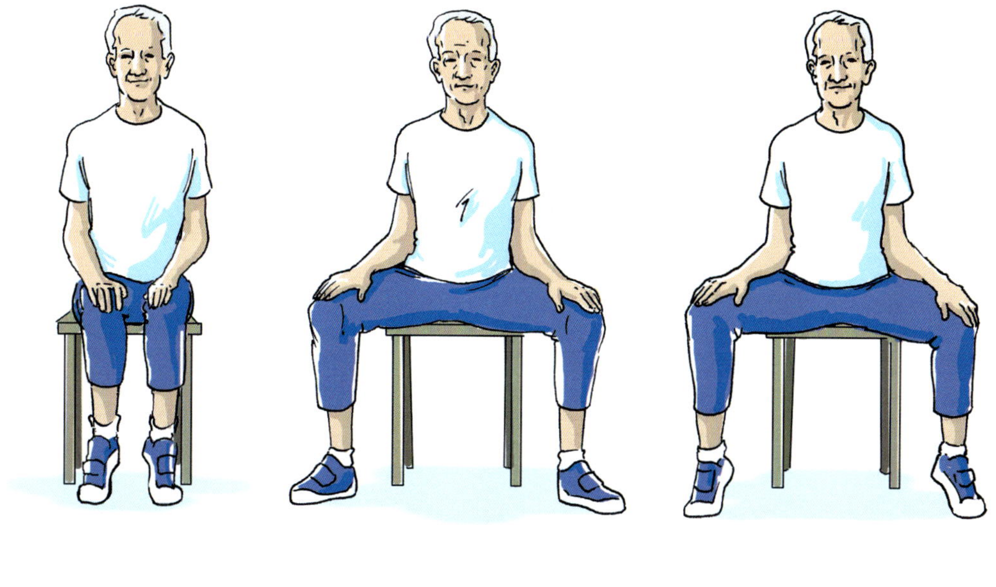

Fuß-Fitness

Mobilisation, Beweglichkeit, Kräftigung, Herz-Kreislauf-System

Es wird kein Material benötigt.

Die Teilnehmerinnen sitzen in einem Stuhl-/Hockerkreis.

- Auf Zehenspitzen „gehen“
- Auf Hacken (Fersen) „gehen“
- Rechter Fuß abwechselnd Hacke, Spitze, Hacke, Spitze, usw.
- Linker Fuß abwechselnd Hacke, Spitze, Hacke, Spitze, usw.
- Ein Bein gestreckt anheben und den Fuß im Sprunggelenk kreisen lassen – links- und rechtsherum
- Im Wechsel die Fußinnen- und Fußaußenkante anheben – die Knie bewegen sich dabei möglichst wenig mit
- Mit den Zehen greifen/krallen und spreizen, die Fußsohle bleibt am Boden
- Durch Krallen und Spreizen der Zehen mit den Füßen nach vorn und anschließend wieder zurück „krabbeln“
- Ein Bein mit gestrecktem Fuß neben dem Stuhl nach hinten schieben und den Fußrücken leicht in Richtung Boden drücken
- Ein Bein mit gebeugtem Fuß (angezogener Fußspitze) neben dem Stuhl nach hinten schieben und die Ferse leicht in Richtung Boden drücken
- Zehen beugen und in Richtung Ferse ziehen, der Mittelfuß bildet dadurch einen Tunnel – anschießend Fuß und Zehen wieder strecken – die ganze Fußsohle berührt den Boden.

Alle Bewegungsideen sollten zunächst erst mit dem einen, dann mit dem anderen Fuß geübt werden. Anschießend können die Bewegungen mit beiden Füßen gleichzeitig und rechts-links im Wechsel durchgeführt werden.

Zeitung falten und zerreißen

Mobilisation, Beweglichkeit, Kräftigung, Koordination, Geschicklichkeit, Wettkämpfen

alte Zeitungen, Werbeblätter, Magazine o. ä.

Die Teilnehmerinnen sitzen in einem Stuhl-/Hockerkreis.

Die Teilnehmerinnen stellen beide Füße auf eine zusammengefaltete Zeitung (ein oder zwei große Doppelblätter einer Zeitung).

- Die Zeitungsseiten mit den Füßen mehrmals auseinander- und anschließend wieder zusammenfalten
- Zeitungsseiten mit den Füßen zusammenknüllen und wieder glatt streichen
- Zeitung mit den Füßen – Blatt für Blatt – in so viele kleine Schnipsel wie möglich zerreißen.

- Die Zeitungsseiten in möglichst lange Streifen reißen
- Als Partnerübung
- Als Wettkampf – Anzahl der Zeitungsschnipsel wird gezählt.

Die Teilnehmerinnen sollten nach Möglichkeit alle eine oder zwei gleichgroße Zeitungs-Doppelseiten zum Üben erhalten. Das ist besonders wichtig, wenn das Zerreißen der Zeitung als Wettkampf durchgeführt wird.

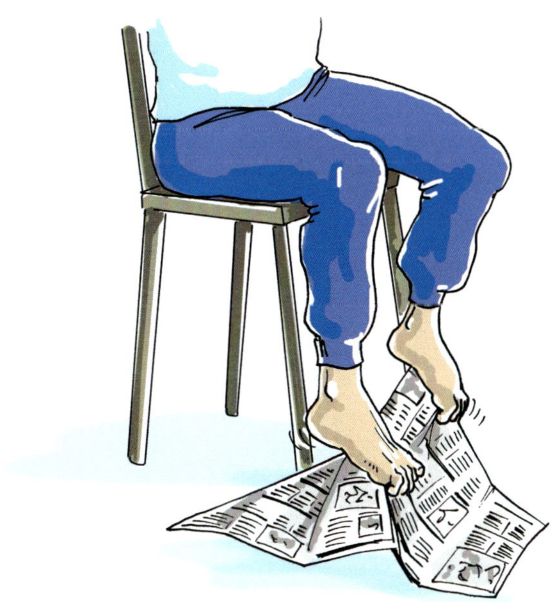

Bänder verknoten

Beweglichkeit, Kräftigung, Koordination, Geschicklichkeit, Wettkämpfen

je Teilnehmer ein Physioband oder Spring seil

Die Teilnehmer sitzen paarweise nebeneinander.

Zwei Teilnehmer versuchen nur mit ihren Füßen ihre beiden Bänder miteinander zu verknoten.

- Pro Paar werden drei Physiobänder oder Springseile zur Verfügung gestellt. Die drei Bänder sind an einem Ende miteinander verknotet. Die Teilnehmer sollen nur mit den Füßen einen Zopf flechten
- Mit dem Band sollen vorgegebene Figuren (Kreis, Quadrat, Dreieck, Herz, ...) gelegt werden
- Sowohl das Verknoten als auch das Flechten kann als Wettkampf durchgeführt werden.

Für geübte Teilnehmer ist das Verknoten und Flechten von z. B. Paketschnur, Schleifenbänder oder Wollfäden eine Alternative.

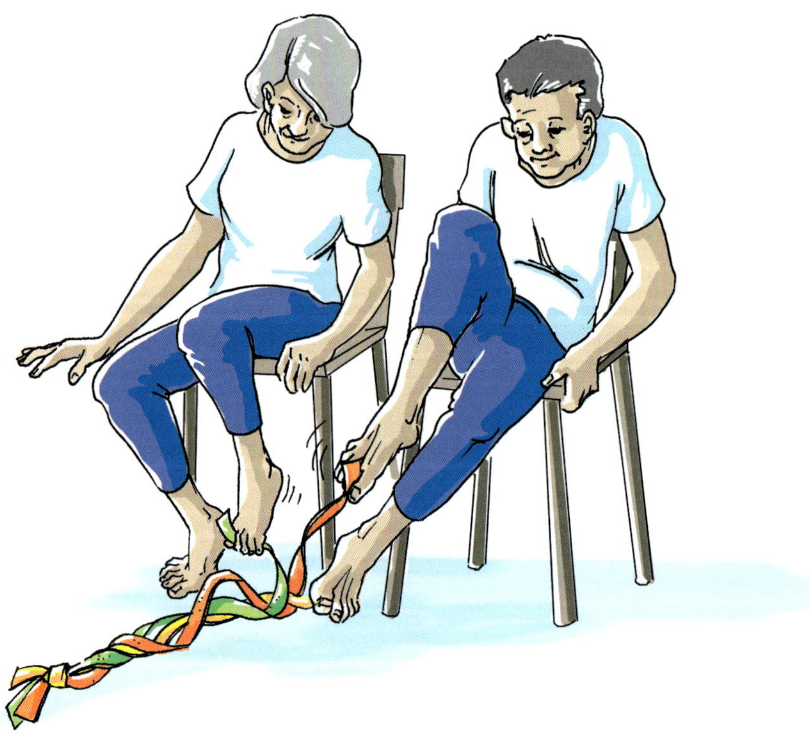

Fußsohlenmassage

Beweglichkeit, Kräftigung, Körperwahrnehmung

je Teilnehmerin ein Tennisball (oder ein Ball in vergleichbarer Größe)

Die Teilnehmerinnen sitzen in einem Stuhl-/Hockerkreis.

Den Ball unter einen Fuß legen und ihn unter der Fußsohle hin- und her-, vor- und zurückrollen.
Jede Stelle der Fußsohle soll berührt werden. Dabei mit sanftem Druck beginnen und nach und nach verstärken. Nach etwa 1–2 Minuten den Fuß wechseln.

Den Ballen des Fußes auf dem Ball ablegen. Den Ball so platzieren, dass die Ferse am Boden bleiben kann. Mehrfach mit den Zehen den Ball fest umschließen (zugreifen) und wieder locker lassen. Nach etwa 1–2 Minuten den Fuß wechseln.

Mit zwei Bällen und beiden Füßen gleichzeitig üben.

Unter dem Begriff „Faszientraining" sind viele unterschiedliche Bälle und andere Materialien auch für Fußgymnastik auf dem Markt. Für diese Übung kann anstelle des Tennisballs beispielsweise auch der kleine Blackroll Ball, ein Lacrosse- oder ein weicher Igelball verwendet werden.

Als Alternative und Abwechslung kann die Massage der Fußsohle auch mit dem Vor- und Zurückbewegen der Fußsohle über eine Kunststoffflasche erfolgen.

Tuchziehen

Beweglichkeit, Kräftigung, Koordination, Kooperation, Geschicklichkeit, Wettkämpfen

je Teilnehmer ein stabiles Tuch (Gästehandtuch, Waschlappen, Halstuch, o. ä.)

Jeweils zwei Teilnehmerinnen sitzen sich gegenüber.
Zwischen den Teilnehmerinnen liegt ein Tuch auf dem Boden.

Beide Teilnehmerinnen greifen mit den Zehen das Tuch und ziehen daran.

- Als Wettkampf mit dem Ziel, das Handtuch unter den eigenen Stuhl zu bringen
- Jede Teilnehmerin hat ein Tuch und gibt es zwischen ihren Füßen hin und her
- Eine Teilnehmerin greift das Tuch und übergibt es in der Luft der anderen Teilnehmerin.

Zum Ziehen des Tuches dürfen nur die Zehen benutzt werden. Bei Bedarf können sich die Teilnehmerinnen mit den Händen links und rechts an der Sitzfläche abstützen oder festhalten.

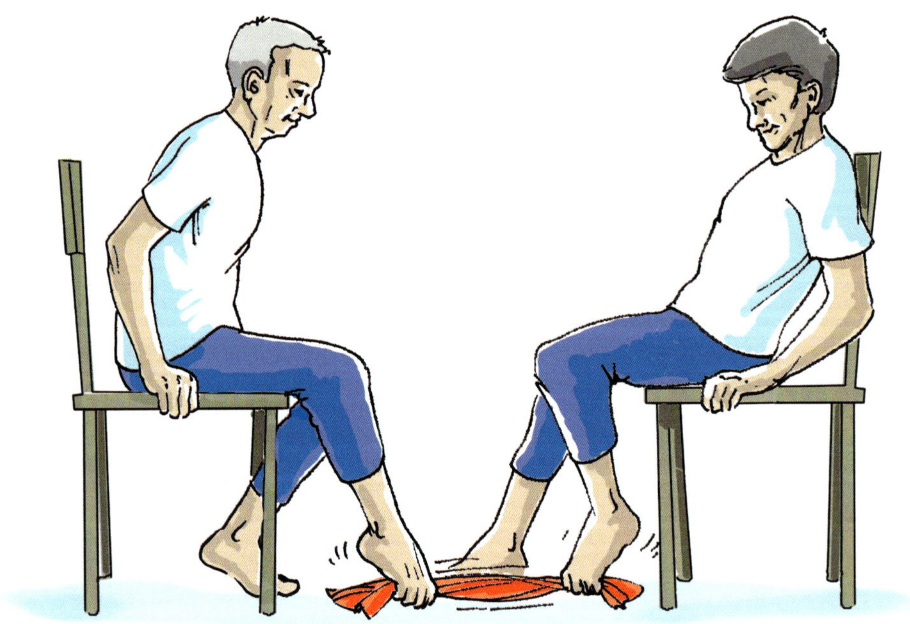

Greifen und einsammeln

Mobilisation, Beweglichkeit, Kräftigung, Geschicklichkeit, Koordination, Wettkämpfen

verschiedene kleine Gegenstände, die mit den Füßen gegriffen werden können z. B. Kastanien, Eicheln, Steine, Streichholzschachteln, Murmeln, Knöpfe, Stifte, Tücher kleine Gefäße (Schüsseln, Kartons, umgedrehte Frisbeescheiben o. ä.)

Die Teilnehmerinnen sitzen in einem Stuhl-/Hockerkreis.
Vor und zwischen den Füßen der Teilnehmerinnen steht ein Gefäß und es liegen verschiedene Gegenstände auf dem Boden.

- Gegenstände mit den Füßen vom Boden aufheben und ca. fünf Sekunden in der Luft halten
- Gegenstände mit den Füßen greifen und in ein Gefäß legen.

- Als Wettbewerb, alle Teilnehmerinnen erhalten die gleiche Anzahl Gegenstände, es gewinnt, wer zuerst alle Gegenstände in das Gefäß gesammelt hat
- Gegenstände mit den Füßen von einem Gefäß in ein anderes Gefäß transportieren.

Die Übungsleiterin sollte darauf achten, dass abwechselnd mit beiden Füßen geübt wird.

Korken werfen

Beweglichkeit, Kräftigung, Geschicklichkeit, Koordination, Wettkämpfen

je Teilnehmerin 5–10 Korken (gesammelte Weinflaschenkorken) ein Eimer (Karton, Korb, o. ä.)

Die Teilnehmerinnen sitzen in einem Stuhl-/Hockerkreis.
Zwischen den Füßen der Teilnehmerinnen liegen jeweils die gleiche Anzahl Korken.

Die Korken sollen mit den Füßen gegriffen und in ein bereitgestelltes Ziel geworfen werden.

- Ein Durchgang nur mit dem rechten und ein Durchgang nur mit dem linken Fuß
- Als Wettbewerb, wer hat als erstes alle Korken im Ziel?
- Als Wettbewerb, wer hat nach Ablauf einer bestimmten Zeit die meisten Korken im Ziel?
- Anzahl der Korken verändern
- Entfernung zum Ziel verändern.

Für diese Bewegungsidee sind Korken ein besonders gut geeignetes Material. Wenn eine größere Teilnehmerrunde versucht, mit den Füßen Gegenstände in ein Ziel zu werfen, kann es schon mal turbulent zugehen. Weinkorken sind relativ leise bei der Landung – sowohl im Ziel, als auch außerhalb. Sollte mal „über das Ziel hinaus" geworfen werden, ist die Verletzungsgefahr sehr gering. Außerdem lassen sich Korken aufgrund ihrer Form und Oberfläche gut greifen.
Nach der Verwendung der Korken für eine Fußgymnastik lassen sich diese problemlos reinigen. Einfach in einen Kopfkissenbezug packen und bei niedriger Temperatur in der Waschmaschine waschen.

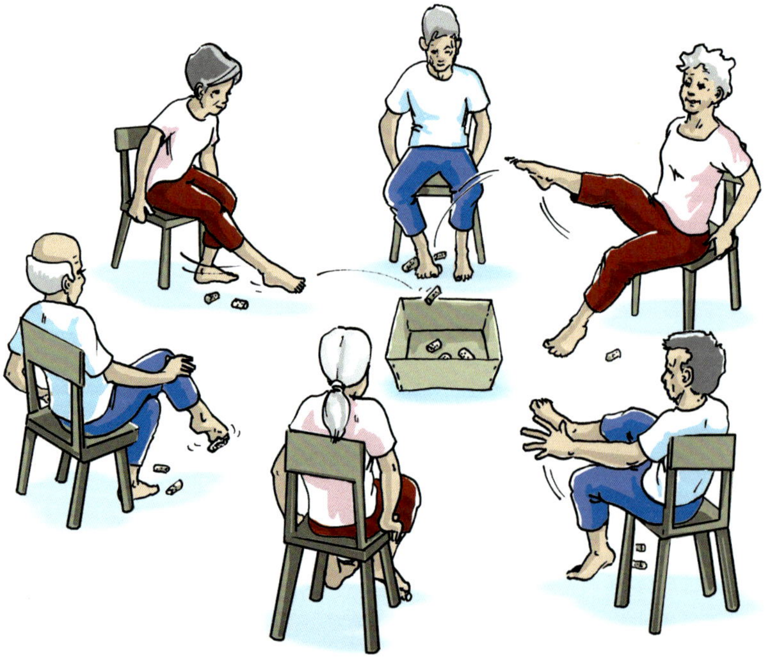

Atemübungen

Atem ist Leben. Die Atmung ist nicht nur lebensnotwendig, sondern gleichzeitig auch lebensfördernd und -verbessernd. Durch eine sanfte aber tiefe und volle Atmung wird der Organismus mit Sauerstoff versorgt. Sich dem Atem zuzuwenden hat eine beruhigende Wirkung und fördert ebenso ein positives Verhältnis zum eigenen Körper. Jedes Ein- und Ausatmen ist ein Zeichen der Lebendigkeit, des Lebensflusses. Durch den Atem steht der Mensch ständig in Verbindung mit seiner Umwelt, nicht nur metaphorisch sondern auch ganz real: Wir atmen den Sauerstoff unserer Umgebung ein und geben Kohlenstoffdioxid ab, das wiederum von der Umwelt aufgenommen und verarbeitet wird.

Atemarbeit wirkt sich positiv auf die Körperwahrnehmung aus. Gerade in der Arbeit mit Hochaltrigen ist die Förderung der (sich durch das Alter stetig wandelnden) Körperwahrnehmung von größter Bedeutung.

Der Atem fließt in den Körper hinein und kann in der Vorstellung in verschiedene Körperbereiche geschickt werden. Nur ein paar Minuten in der Atemkonzentration steigert die Fähigkeit, sich zu entspannen. Eine zunehmend länger werdende Ausatmung stimuliert das parasympathische Nervensystem: Der Körper kommt zur Ruhe, Stresszeichen werden abgebaut. Eine zunehmend länger werdende Einatmung stimuliert das sympathische Nervensystem: Die Sinne werden wach, Körper und Geist sind erfrischt. Es bietet sich an, die Atemarbeit immer mit belebenden Übungen zu beenden.

Atemübungen sind primär keine Entspannungstechniken, obwohl der Atem (s. o.) durchaus zur Entspannung beiträgt. Die folgenden Übungen sollen der Schulung der Körperwahrnehmung und der Wahrnehmung des muskulären Systems dienen. Der Fokus liegt nicht auf der Entspannung, da es vielen Teilnehmern schwer fällt, sich „auf Knopfdruck“ zu entspannen. Der Entspannungseffekt stellt sich – mit ein bisschen Übung – dennoch ein.

Die Übungsleiterin sollte den Raum vor Kursbeginn herrichten und eventuelle Störquellen ausschalten (Lärm, grelles Licht, unangenehme Gerüche). Wenn erwünscht, können sanfte Düfte (natürliche Öle, Duftlampen) mit dezenten Gerüchen zur Anwendung kommen oder Klangschalenmusik / andere entspannende Musik im Hintergrund laufen. Dies sollte aber alles in Maßen gehalten werden und auf die jeweiligen Bedürfnisse der Teilnehmer abgestimmt sein. Es kann durchaus sinnvoll sein, den Raum neutral zu halten.

Sollten sich einige Teilnehmer unwohl fühlen (leichter Schwindel, Schwierigkeiten, sich in die Übung einzufinden) sollte die Übungsleiterin geduldig und verständnisvoll auf die Situation eingehen. Ein Pausieren seitens der Teilnehmer ist jederzeit möglich und sollte vor Beginn der Übungen deutlich angesagt werden. Die Erfahrung zeigt, dass auch hier „steter Tropfen den Stein höhlt“. Der Übungsleiter sollte die Teilnehmer ermuntern, dranzubleiben und weiter zu üben. Der Erfolg lässt dann nicht lange auf sich warten.

Die folgenden Übungen richten sich vor allem an Teilnehmerinnen, die bisher keine Erfahrungen mit Entspannungs- oder Atemübungen haben.

Atemübungen vorbereiten

Atmung, Wahrnehmung, Entspannung

Es wird kein Material benötigt.

Die Teilnehmerinnen sitzen in einem Stuhl-/Hockerkreis.

Die Teilnehmerinnen nehmen eine aufrechte, entspannte Sitzhaltung ein. Als Vorbereitung für Atemübungen werden Lockerungsübungen für die Schulterpartie / Nackenbereich und den Unterkiefer angeleitet.

- Einatmen (EA), Schultern zu den Ohren ziehen, Atem anhalten, mit dem Ausatmen (AA) gleichzeitig die Schultern zurück sinken lassen
- EA rechtes Ohr zur rechten Schulter sinken lassen, AA Kopf zurück zur Mitte
- EA linkes Ohr zur linken Schulter sinken lassen, AA Kopf zurück zur Mitte
- EA Schultern über oben nach vorne kreisen lassen, AA Schultern über hinten zurück zum Ausgangspunkt kreisen lassen
- EA Schultern über hinten nach unten kreisen lassen, AA Schultern über vorne/oben zurück zum Ausgangspunkt kreisen lassen
- Den Unterkiefer sanft öffnen und schließen
- Den Unterkiefer nach rechts und links verschieben
- Die Teilnehmer massieren ihr Kiefergelenk mit sanft kreisenden Bewegungen und streichen die Gesichtsmuskulatur Richtung Kinn aus. Der Unterkiefer bleibt entspannt, Lippen leicht geöffnet.

Die Lockerung der Schultern, des Nackens und des Unterkiefers erleichtern eine tiefe Atmung; durch Entspannung und Eutonisierung der häufig überspannten Muskulatur in diesem Bereich kann sich auch das Zwerchfell (Hauptatemmuskel) entspannen.

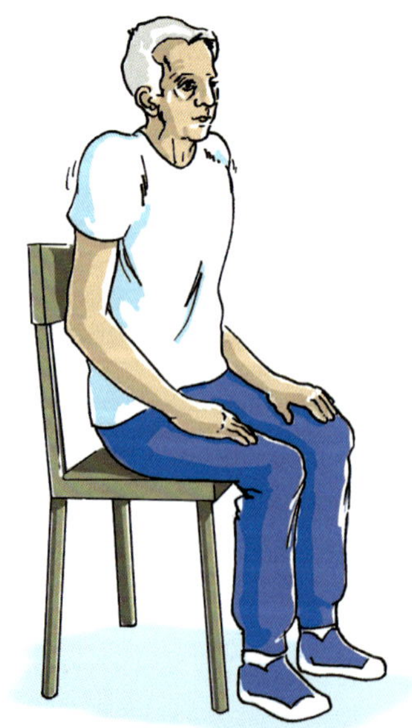

Durch Atmung entspannen

Atmung, Körperwahrnehmung, Entspannung

Es wird kein Material benötigt.

Die Teilnehmerinnen sitzen in einem Stuhl-/Hockerkreis.

Phase 1
Die Teilnehmerinnen schließen für zwei Minuten die Augen. Die Übungsleiterin bittet darum, für zwei Minuten an nichts zu denken. Anschließend befragt die Übungsleiterin die Teilnehmerinnen, wie gut ihnen das „An-nichts-denken" gelungen ist bzw. welche Gedanken ihnen durch den Kopf gegangen sind. Wahrscheinliche Rückmeldungen sind: „Ich kann nicht an nichts denken", „Ich kriege das nicht hin.", „Das geht nicht." oder „Mir gehen total viele Gedanken durch den Kopf.".

Phase 2
Die Teilnehmerinnen schließen für zwei Minuten die Augen. Die Übungsleiterin bittet die Teilnehmerinnen, den eigenen Atem wahrzunehmen – zu spüren, wie er ein- und ausströmt. Weitere Anleitungen gibt die Übungsleiterin nicht. Anschließend befragt die Übungsleiterin die Teilnehmerinnen, wie gut ihnen das „An-nichts-denken" gelungen ist bzw. welche Gedanken ihnen durch den Kopf gegangen sind.

Die Übungsleiterin fragt nach einem möglicherweise wahrgenommenen Unterschied zwischen Phase 1 und Phase 2.

- Sich des Atems bewusst zu werden ist eine Möglichkeit, im gegenwärtigen Augenblick anzukommen. (Thich Nhat Hanh)
- Atmen passiert immer im „Hier und Jetzt."

Atemwahrnehmung

Atmung, Wahrnehmung, Entspannung

Es wird kein Material benötigt.

Die Teilnehmerinnen sitzen in einem Stuhl-/Hockerkreis.

Die Teilnehmer sollen wahrnehmen, in welche Körperbereiche ihr Atem strömt und ihre Atmung Schritt für Schritt vertiefen. Eine Hand liegt auf dem Bauch, eine Hand auf dem Brustkorb

Schritt 1: Wo strömt der Atem ohne Beeinflussung hin? Bleibt er oben im Brustkorb oder wird der Bauch nach vorne geschoben?

Schritt 2: Der Atem soll hauptsächlich in den Brustkorb gelenkt werden

Schritt 3: Der Atem soll in den Bauch gelenkt werden

Schritt 4: Der Atem soll gleichmäßig in Brustkorb und Bauch gelenkt werden

Schritt 5: Die Hände sinken lassen und den Atem wieder ohne Beeinflussung kommen und gehen lassen.

Wie hat sich die Atembewegung im Vergleich mit Schritt 1 verändert?

- Die Hände werden rechts und links an die Flanken gelegt.
- Der Atem soll gleichmäßig in die Flanken gelenkt werden, damit die Zwischenrippenmuskulatur (Atemhilfsmuskeln) gedehnt werden.

Physiologisch ist die gemischte Brust-/Bauchatmung. Der Atem wird natürlich nicht direkt in den Bauch geschickt, sondern das Zwerchfell senkt sich bei der tiefen Einatmung weit ab und drängt die Bauchorgane nach vorne, sodass die Atembewegung hier sichtbar wird.

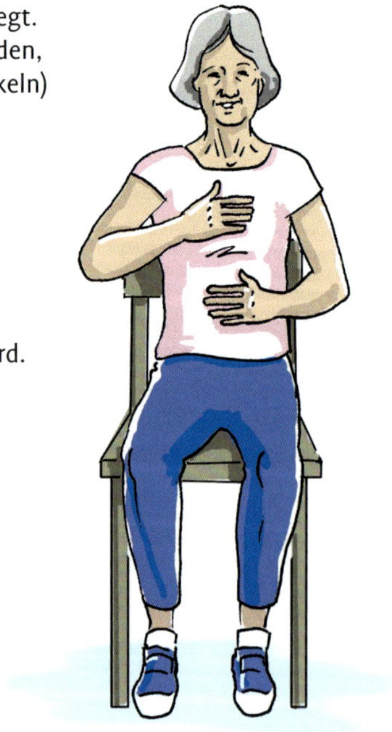

Atmung und sanfte Bewegung

Atmung, Körperwahrnehmung, Entspannung

Es wird kein Material benötigt.

Die Teilnehmer sitzen in einem Stuhl-/Hockerkreis.

Phase 1
Die Teilnehmer sitzen mit aufgerichtetem Oberkörper auf der vorderen Sitzfläche des Stuhls. Die Hände werden so auf den Bauch gelegt, dass sich Zeige- und Mittelfinger unterhalb des Bauchnabels berühren. Die Teilnehmer folgen gedanklich dem Atem und atmen bewusst gegen die Hände ein und aus, ohne den Atem zu beeinflussen. Bei jedem Einatmen wölbt sich der Bauch nach vorn und beim Ausatmen sinkt er wieder zurück. Einige Male wiederholen und dabei tief und ruhig weiter atmen.

Phase 2
Die Teilnehmer sitzen mit aufgerichtetem Oberkörper auf der vorderen Sitzfläche des Stuhls. Die Teilnehmer legen ihre Hände entspannt auf den Oberschenkeln ab. Mit dem Einatmen werden abwechselnd der rechte und linke Arm nach oben gestreckt und mit dem Ausatmen langsam wieder auf dem Oberschenkel ablegt. Jeweils 3–5-mal wiederholen.
Beim nächsten Einatmen werden beide Arme nach oben gestreckt und mit dem Ausatmen sinken die Arme wieder auf die Oberschenkel zurück.

Phase 3
Die Teilnehmer sitzen mit aufgerichtetem Oberkörper auf der vorderen Sitzfläche des Stuhls. Die Hände werden entspannt auf den Oberschenkeln abgelegt.
Mit der Einatmung wird der Kopf langsam zur Seite gedreht. Das Kinn wird in Richtung Schulter bewegt und soll dabei nicht abgesenkt werden. Der Kopf bleibt gerade und die andere Schulter bewegt sich dabei nicht nach vorn. Mit der Ausatmung wird der Kopf langsam zurück bewegt und der Blick richtet sich wieder nach vorn. Beide Seiten im Wechsel 3–5-mal wiederholen.

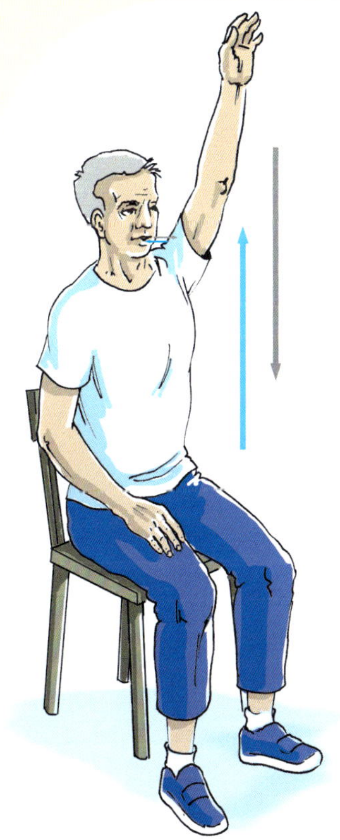

Die Aufmerksamkeit der Teilnehmer wird bewusst auf die Atmung gelenkt. In Verbindung mit sanfter Bewegung in ruhiger Atmosphäre kann diese Atemübung zu einer mentalen Entspannung beitragen.

Atemgedicht

Atmung, Körperwahrnehmung

je Teilnehmer ein Kärtchen / eine vorbereitete Kopie mit dem folgenden Gedicht von Johann W. v. Goethe.

Im Atemholen sind zweierlei Gnaden:
Die Luft einziehen, sich ihrer entladen;
Jenes bedrängt, dieses erfrischt;
So wunderbar ist das Leben gemischt.
Du danke Gott, wenn er dich preßt,
Und dank ihm, wenn er dich wieder entläßt.
(Johann W. v. Goethe)

Die Teilnehmerinnen sitzen in einem Stuhl-/Hockerkreis.

Das wiederholte Lesen des vorliegenden Textes soll zu einer möglichst vollständigen Ausatmung führen.

- Die Teilnehmer lesen und sprechen den Text laut
- Nach einer normal dosierten Einatmung lesen und sprechen die Teilnehmer den Text so weit, wie sie mit einer Ausatmung kommen – mehrfach wiederholen
- Nach einer tiefen normal dosierten Einatmung lesen und sprechen die Teilnehmer den Text und beugen den Oberkörper während des Lesens leicht nach vorn.

- Den ganzen Text lesen und die dafür erforderlichen Atemzüge zählen
- Die Stellen im Text planen, an denen die nächste Einatmung erfolgen soll
- Den ganzen Text in einem Atemzug zu lesen.

Das Auswendiglernen des Gedichtes kann eine schöne „Hausaufgabe“ für die Teilnehmer sein.

Lachkanon

Atmung, Ausklang, Koordination, Rhythmus, Konzentration

Es wird kein Material benötigt.

Die Teilnehmerinnen sitzen in einem Stuhl-/Hockerkreis.

Folgende Bewegungsfolge wird geübt:

zweimal in die Hände klatschen
zweimal laut „Ha Ha" rufen
zweimal auf die Oberschenkel klopfen
zweimal laut „Ha Ha" rufen
zweimal mit den Füßen stampfen (einmal rechts, einmal links)
zweimal laut „Ha Ha" rufen
zweimal mit den Fingern schnippen
zweimal laut „Ha Ha" rufen

Während des „Ha Ha" Rufens sollen die Teilnehmerinnen kräftig und hörbar ausatmen.

Wenn ein gemeinsames Tempo gefunden und die Bewegungsabläufe mehrmals wiederholt wurden, werden die Teilnehmerinnen in zwei Gruppen geteilt und die Übung als Kanon durchgeführt. Die erste Gruppe beginnt und die zweite Gruppe steigt beim „Ha Ha" mit dem Klatschen ein.

- Die Übung als Partnerübung durchführen
- Teilnehmerinnen in bis zu vier Gruppen einteilen
- Den Schwierigkeitsgrad durch Bewegungs- und Sprechtempo steuern
- Nach der Ausatmung soll der Mund nicht geschlossen werden, Lippen nur leicht aufeinander gelegt, Unterkiefer entspannt, so dass der nächste Einatem wie von selbst einströmen kann.

Beim Lachkanon müssen die Teilnehmerinnen sowohl auf die andere(n) Gruppe(n) als auch auf ihre eigene achten. Das erfordert ein hohes Maß an Konzentration. Die Übungsleiterin sollte daher die Dauer der Übung sensibel auf die Leistungsfähigkeit der Teilnehmerinnen abstimmen. Wenn eine Teilnehmerin ihren Einsatz verpasst oder nicht den Rhythmus findet, soll sie vorerst aussetzen und wieder einsteigen, wenn sie dazu bereit ist.

Lachen auf Kommando

Atmung, Ausklang, Koordination, Rhythmus, Konzentration

Es wird kein Material benötigt.

Die Teilnehmerinnen sitzen in einem Stuhl-/Hockerkreis.

Folgende Bewegungsfolge wird eingeübt:

viermal in die Hände klatschen und dabei laut mitzählen „1, 2, 3, 4"
viermal auf die Oberschenkel klopfen und dabei laut mitzählen „1, 2, 3, 4"
viermal mit den Füßen stampfen und dabei laut mitzählen „1, 2, 3, 4"
viermal laut „Ha" rufen (Ha-Ha-Ha-Ha) und dabei laut und kräftig ausatmen

Nach mehrfacher Wiederholung der Bewegungsabläufe, werden die Teilnehmerinnen in zwei Gruppen geteilt und die Übung als Kanon durchgeführt. Die erste Gruppe beginnt und die zweite Gruppe steigt beim ersten Schlag auf die Schenkel ein.

- Teilnehmerinnen in bis zu vier Gruppen einteilen
- Den Schwierigkeitsgrad durch Bewegungs- und Sprechtempo steuern.

Auch bei dieser Übung müssen die Teilnehmerinnen sowohl auf die andere Gruppe als auch auf ihre eigene achten. Das erfordert ein hohes Maß an Konzentration. Die Übungsleiterin sollte daher die Dauer der Übung sensibel auf die Leistungsfähigkeit der Teilnehmerinnen abstimmen. Wenn eine Teilnehmerin ihren Einsatz verpasst oder den Rhythmus nicht findet, soll sie vorerst aussetzen und wieder einsteigen, wenn sie dazu bereit ist.

Bewegungsspiele im Sitzen

„Ein grundlegendes Element unserer Kultur ist das Spiel. Der Mensch ist ein Spieler – und ohne seine Lust und Fähigkeit zum Spielen hätten sich ganze Bereiche seiner Kultur nicht entwickelt [...]“, so der Kulturhistoriker Johan Huizinga in dem Buch „Vom Ursprung der Kultur im Spiel“.

Eine Vielzahl von Zitaten bedeutender Gelehrter und Wissenschaftler sprechen dem Spiel eine enorme Bedeutung als wichtiges Element in der Kulturgeschichte des Menschen zu. Hier einige Beispiele, die den Teilnehmerinnen vorgetragen werden können:

- „Beim Spiel kann man einen Menschen in einer Stunde besser kennenlernen, als im Gespräch in einem Jahr.“ (Platon)
- „Spielen ist dem Menschen innewohnendes Prinzip.“ (Edward Burke)
- „Die Quelle alles Guten liegt im Spiel.“ (Friedrich Wilhelm August Fröbel)
- „Etwas Gescheiteres kann einer doch nicht treiben in dieser schönen Welt, als zu spielen.“ (Henrik Ibsen)
- Wir hören nicht auf zu spielen, weil wir älter werden, sondern wir werden alt, weil wir zu spielen aufhören. (George Bernard Shaw)
- Der Mensch spielt nur, wo er in voller Bedeutung des Wortes Mensch ist, und er ist nur da ganz Mensch, wo er spielt. (Friedrich Schiller)

Immer wieder hört man Übungsleiterinnen zum Thema „Bewegungsspiele für Ältere“ berichten: „Meine Teilnehmer spielen nicht gern“ oder „Damit brauche ich den Leuten in meiner Gruppe gar nicht zu kommen“. Kann es tatsächlich eine Abneigung gegen das Spielen geben? Wenn ja, woran mag das liegen? Möglicherweise spielt folgende Assoziationskette dabei eine Rolle: Spiel = Kind = unreif, albern. Oder liegt es am Wesen des Spiels an sich, zweck- und sinnfrei zu sein? Vielleicht verhindert die Angst davor, „kindisch“ zu wirken, das Spaßhaben am Spielen. Gerade ältere Teilnehmer wollen sich altersgemäß verhalten und eben nicht albern oder verspielt wirken. Außerdem ist Spielen ja auch nicht immer nur ein friedliches Miteinander. Bei manchen Spielen wird um einen Sieg „gekämpft“ – es gibt Gewinner und Verlierer.

Ist es denn wirklich so, dass Ältere weniger gern spielen als junge Menschen? Mitnichten! Man braucht nur einmal Seniorensportgruppen zu beobachten, die sich auf Spiele eingelassen und positive Erfahrungen gemacht haben. Spielen, Fröhlichkeit und Lachen ist an kein Alter gebunden.

Natürlich kommt es gerade in Seniorengruppen mit meist sehr heterogenem Leistungsvermögen darauf an, geeignete Spielformen auszuwählen und die Spielregeln individuell anzupassen. Außerdem sollte der Übungsleiter selbst Spaß und Freude am Spiel haben und diese demonstrieren. Hemmschwellen oder Berührungsängste der Teilnehmer sollten immer ernst genommen und berücksichtigt werden. Wenn ein Teilnehmer nicht mitspielen möchte, ist das völlig in Ordnung. Spielen soll immer freiwillig sein!

Karten werfen

Koordination, Konzentration, Geschicklichkeit, Stimmungsmanagement, Wettkämpfen, Ausklang

32er Kartenspiel (Skatblatt)
Reifen oder umgedrehter kleiner Kasten

Die Teilnehmer sitzen in einem Stuhl-/Hockerkreis.
In der Mitte des Sitzkreises liegt ein Reifen (Handtuch, Matte, o. ä.).
Alle Teilnehmer sitzen im gleichen Abstand zum Reifen bzw. zum Ziel.
Die Teilnehmer bilden vier Teams (Herz, Karo, Pik und Kreuz).
Ein Team bekommt alle Herz-Karten, eins alle Karo-Karten, eins alle Pik- und eins alle Kreuz-Karten.

Ziel des Spiels ist es, möglichst viele Spielkarten in den Reifen zu werfen. Alle Teams starten gleichzeitig auf ein Zeichen des Übungsleiters. Die Spieler eines Teams werfen nacheinander und haben zunächst für jede Karte nur einen Versuch. Erst wenn alle ihre Karten geworfen haben, dürfen die Teilnehmer auf ein Zeichen des Übungsleiters hin, die nicht im Ziel platzierten Karten wieder aufnehmen.
Es gewinnt das Team, welches zuerst alle seine Spielkarten im Ziel platziert hat.

- Es gewinnt das Team, welches zuerst eine bestimmte Anzahl von Karten im Ziel platziert hat
- Es wird nicht mit einem Skatblatt, sondern mit einem Rommé- oder Bridge-Kartenblatt (52 Karten) gespielt
- Es wird nicht mit einem Skatblatt, sondern mit verschiedenfarbig markierten Bierdeckeln gespielt.

Welcher der Spieler für das Einsammeln der nicht im Ziel platzierten Karten zuständig ist, sollte vor Spielbeginn besprochen werden. Dabei sollte der Übungsleiter mögliche Verletzungsrisiken ansprechen und auf ein bewusstes Bewegungsverhalten beim Bücken und Aufheben der Karten hinweisen.

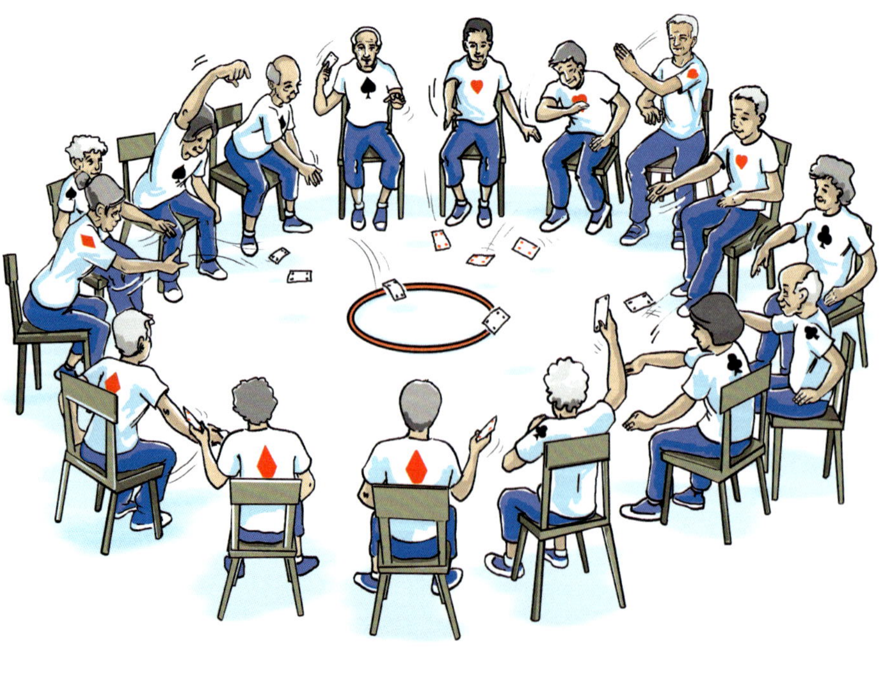

Karten zeigen

Wahrnehmung, Konzentration, Reaktion, Informationsverarbeitungsgeschwindigkeit

32er Kartenspiel (Skatblatt)

Die Teilnehmerinnen sitzen in einem Stuhl-/Hockerkreis.

Jedem Kartenwert wir eine bestimmte Bewegung zugeordnet.
Zum Beispiel diese:
7 = beide Hände auf den Kopf
8 = ‚lange Nase' machen
9 = zweimal in die Hände klatschen
10 = Hände zur Faust – Daumen hoch
Bube = Spielrichtung ändern
Dame = nickt mit dem Kopf
König = einmal um die eigene Achse drehen
As = rechte Hand zum linken Knie

Nachdem die Zuordnung von Kartenwert und Bewegungen geklärt und die Bewegungen geübt sind kann das Spiel starten. Der Übungsleiter mischt die Karten und hält den Stapel in der Hand. Der Übungsleiter deckt nacheinander jeweils eine Karte auf, sodass alle Teilnehmer die Karte gleichzeitig sehen können. Jetzt müssen möglichst schnell die der Karte zugeordneten Bewegungen durchgeführt werden.

Die Herausforderung ist nicht ganz so groß, wenn zunächst nur vier Bewegungen den vier Kartenfarben Karo, Herz, Pik, Kreuz zugeordnet werden.

Der Übungsleiter muss sich unbedingt so im Kreis platzieren, dass alle Teilnehmer die von ihm aufgedeckten und hochgehaltenen Karten gut sehen können.

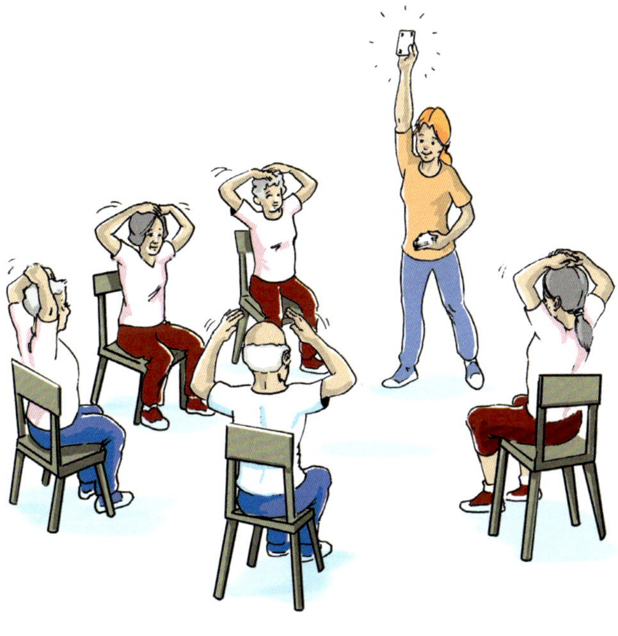

Meine Schenkel – Deine Schenkel

Beweglichkeit, Konzentration, Koordination, Reaktion, Informationsverarbeitungsgeschwindigkeit

Es wird kein Material benötigt.

Die Teilnehmerinnen sitzen in einem engen Kreis.

Die Teilnehmerinnen legen ihre Handflächen auf die Oberschenkel – die rechte Hand auf den eigenen rechten Oberschenkel und die linke Hand auf den eigenen linken Oberschenkel.
Die Teilnehmerinnen klopfen mit der Handfläche zuerst auf die eigenen Schenkel – dann um ein Bein nach rechts versetzt (die linke Hand klopft auf den eigenen rechten Schenkel und die rechte Hand klopft auf den linken Schenkel des rechten Nachbarn) – und jetzt um ein weiteres Bein versetzt mit beiden Händen auf die Schenkel ihres rechten Nachbarn. Dann rückwärts, das heißt, immer um ein Bein versetzt nach links, bis beide Hände wieder auf die eigenen Schenkel klopfen.
Weiter geht es nach dem gleichen Schema und möglichst ohne Pause in Richtung des linken Nachbarn.
Dabei soll in einem (zunächst sehr langsamen und dann immer schneller werdenden) Rhythmus „geklopft“ und wie folgt laut mitgesprochen werden:

- zweimal mit den Hände auf den eigenen Schenkel klopfen: „meine Beine“
- zweimal mit einer Hand auf dem eigenen Schenkel und einer Hand auf den Schenkel des Nachbarn klopfen: „unsere Beine“
- zweimal mit beide Hände auf den Schenkeln des Nachbarn klopfen: „deine Beine“.

- Immer zweimal klopfen (einmal pro gesprochenem Wort)
- Auf den eigenen Beinen zweimal und fremden Beinen einmal klopfen.

Die Übungsleiterin sollte das Bewegungs- und Sprechtempo sensibel den Fähigkeiten der Teilnehmerinnen anpassen. Einen gemeinsamen Rhythmus zu schlagen und „das Richtige“ dabei zu sprechen erfordert viel Konzentration und Koordination. Also: sehr langsam beginnen und den Teilnehmern Zeit zum Korrigieren geben.

Reaktion ist Trumpf

Wahrnehmung, Konzentration, Reaktion, Informationsverarbeitungsgeschwindigkeit

32er Kartenspiel (Skatblatt)

Die Teilnehmer bilden zwei Mannschaften.
Die Spieler beider Mannschaften sitzen nebeneinander, bilden eine Reihe und fassen sich an den Händen. Die beiden Reihen sitzen sich gegenüber – bilden quasi eine Gasse. An dem einen Ende der Gasse steht ein Stuhl/Hocker, darauf liegt ein Tennisring (Keule, Plastikflasche oder ähnliches).
Der Übungsleiter hält die 32 gut gemischten Karten in der Hand und steht am anderen Ende der Gasse.

Nur die beiden Teilnehmer (einer aus jeder Mannschaft), die dem Übungsleiter am nächsten sind, schauen in Richtung des Übungsleiters. Alle anderen Teilnehmer schauen in die entgegengesetzte Richtung oder schließen die Augen. Der Übungsleiter zeigt den beiden vorne sitzenden Teilnehmern nacheinander einzeln die Karten vom Kartenstapel. Immer dann, wenn ein Bube, eine Dame oder ein König gezeigt wird, senden die beiden Teilnehmer so schnell wie möglich einen Impuls (Händedruck) an den nächsten Teilnehmer. Der Impuls wird jetzt von einem Teilnehmer zum nächsten weitergegeben. Ist der Impuls beim letzten Teilnehmer in der Reihe angekommen, versucht dieser so schnell wie möglich den Tennisring zu schnappen.
Alle Mannschaftsmitglieder des Teilnehmers, der den Tennisring gegriffen hat, stehen auf und rutschen in der Reihe einen Platz weiter. Der Teilnehmer, der den Tennisring gegriffen hat, ist jetzt derjenige, der dem Übungsleiter am nächsten sitzt.
Es gewinnt das Team, dessen Teilnehmer alle einmal den Tennisring gegriffen haben bzw. seine ursprüngliche Ausgangsposition wieder erreicht hat.

Um zu vermeiden, dass das Signal nicht per Händedruck wahrgenommen wird, sondern bei der gegnerischen Mannschaft gesehen wird, können die beiden Reihen auch mit dem Rücken zueinander stehen oder sitzen.

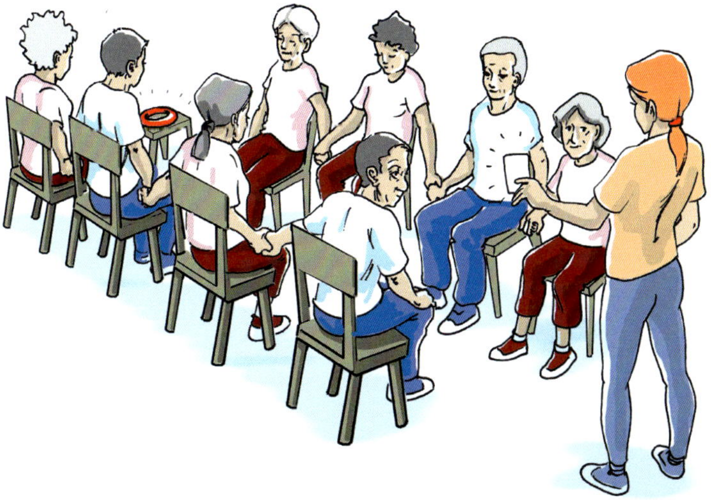

Gefühlsbewegung

Einstimmung, Ausklang, Kreativität, Kommunikation, Soziale Kompetenz, Mitgestaltung, Stimmungsmanagement

vorbereitete Aufgabenkarten

Die Teilnehmerinnen bilden zwei Mannschaften (A und B).
Die beiden Mannschaften sitzen sich gegenüber.

Mannschaft A bekommt eine Karte gezeigt, auf der ein Gefühl genannt ist. Alle Teilnehmer der Mannschaft A stellen das Gefühl pantomimisch dar. Mannschaft B muss das dargestellte Gefühl erraten bzw. erkennen.

Soll das Spiel mit Punktevergabe gespielt werden, kann es sein, dass sich die Mannschaft A nicht besonders viel Mühe gibt, die Gefühle pantomimisch darzustellen. Schließlich bekommt ja die andere Mannschaft einen Punkt für das richtige Erkennen.
Wenn es bei diesem Spiel einen Sieger geben soll, müssen die beiden Mannschaften in zwei Gruppen geteilt werden. Immer ein Teil einer Mannschaft stellt das Gefühl dar und der andere Teil muss raten, nach jedem erratenen Gefühl wird gewechselt. Nach einer vereinbarten Zeit (von ca. 3–5 Minuten) ist die andere Mannschaft an der Reihe. Es gewinnt die Mannschaft, die in der vereinbarten Zeit die meisten Gefühle erraten hat.

Beispiele für Gefühle:
Ärger, Angst, Arroganz, Dankbarkeit, Eifersucht, Ekel, Erleichterung, Erschöpfung, Freude, Feindschaft, Glück, Interesse, Kummer, Langeweile, Liebe, Neid, Neugier, Stolz, Stress, Trauer, Ungeduld, Vorsicht, Wut

Was machst Du da?

Einstimmung, Ausklang, Kreativität, Konzentration, Kommunikation, Mitgestaltung, Stimmungsmanagement, Gehirntraining

Um Impulse in die Teilnehmergruppe geben zu können, sollte der Übungsleiter eine Sammlung bekannter Sportarten bereit halten.

Die Teilnehmer sitzen in einem Stuhl-/Hockerkreis.

Verschiedene Sportarten sollen pantomimisch dargestellt werden.
Der erste Teilnehmer (A) stellt pantomimisch eine Sportart dar (z. B. Reiten).
Der Teilnehmer (B) neben ihm fragt ihn: Was machst Du da? Teilnehmer A antwortet (falsch): Ich spiele Fußball und führt dabei weiter die Bewegung seiner gewählten Sportart ‚Reiten' aus. Nun macht Teilnehmer B die Bewegungen, mit denen die Sportart Fußball dargestellt werden kann. Der nächste Teilnehmer (C) fragt nun Teilnehmer B: Was machst Du da? Teilnehmer B antwortet (falsch): Ich fahre Ski – und führt dabei weiter die Bewegung zur Sportart Fußball aus. Teilnehmer C macht jetzt die Bewegungen, mit denen Skifahren dargestellt werden kann. usw.

Anstelle des Themas ‚Sportarten' andere Themen wählen:

- Tierarten
- Hobbys
- Alles was man morgens im Bad machen kann
- Alles was man während einer Busfahrt machen kann .

Diese Spielidee stellt hohe Anforderungen an die Konzentrationsfähigkeit der Teilnehmer. Gerade zu Beginn des Spiels sollte der Übungsleiter die Spielregel mehrfach wiederholen und den Teilnehmern für die Umsetzung ausreichend Zeit lassen.

Beispiele bekannter Sportarten: Aerobic, Angeln, Badminton, Baseball, Basketball, Bogenschießen, Boxen, Eiskunstlauf, Gewichtheben, Golf, Hockey, Fechten, Fußball, Handball, Judo, Karate, Kugelstoßen, Fußball, Reiten, Rugby, Schießen, Schwimmen, Skifahren, Tanzen, Tennis, Tischtennis, Turmspringen, Turnen, Volleyball, Wandern

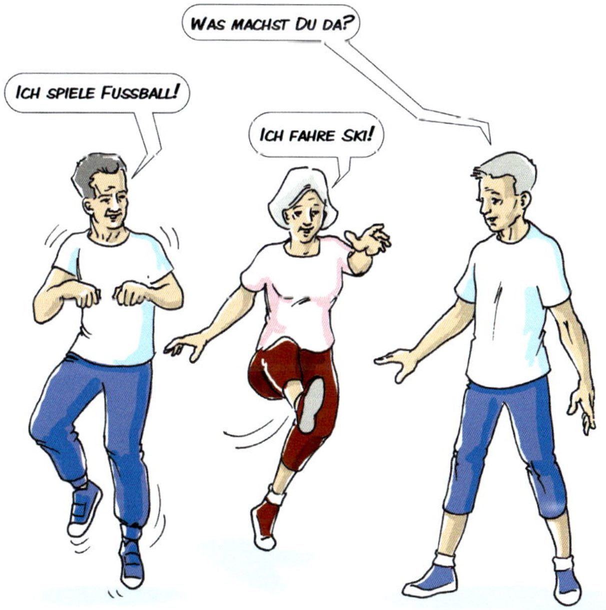

Schenkel klopfen

Koordination, Reaktion, Konzentration, Rhythmus, Informationsverarbeitungsgeschwindigkeit

Es wird kein Material benötigt.

Die Teilnehmerinnen sitzen in einem engen Stuhl-/Hockerkreis.

Die Teilnehmerinnen haben ihre Hände auf den Oberschenkeln ihrer Nachbarinnen abgelegt. Die rechte Hand liegt auf dem linken Bein der rechten Nachbarin und die linke Hand liegt auf dem rechten Bein der linken Nachbarin. Die Arme aller Teilnehmerinnen kreuzen sich, so dass jede Teilnehmerin zwei fremde Hände zwischen ihren eigenen liegen hat.
Eine Teilnehmerin beginnt, indem sie mit einer Hand ihrer Nachbarin auf den Schenkel klopft. Beginnt sie mit der rechten Hand, wird das Signal nach rechts weitergegeben und die nächste Hand in dieser Richtung ist an der Reihe mit Klopfen. Klopft jemand mit einer Hand zweimal hintereinander, ändert sich die Richtung. Klopft eine Hand zu früh oder zu spät (oder gar nicht), scheidet diese Hand aus. Sind beide Hände einer Teilnehmerin ausgeschieden, bleibt sie im Kreis als Beobachterin sitzen. Es gewinnen die beiden Teilnehmerinnen, die zuletzt noch mindestens eine Hand im Spiel haben.

Ausgeschiedene Beobachterinnen können als „Störfaktor" ihre Hände auf den eigenen Oberschenkeln ablegen, beteiligen sich aber weiter nicht mehr am Spiel. Das heißt, sie klopfen nicht mehr mit.

Bei größeren Gruppen sollte parallel in zwei Kreisen gespielt werden.
Der Spielleiter kann die Teilnehmerinnen zu einem taktischen Verhalten anregen. Die Mitspieler können z. B. durch Richtungsänderung (zweimaliges Klopfen) bei gleichzeitigem Blick in die andere Richtung irritiert werden.

1 – 2 – Hopp

Ausklang, Konzentration, Wahrnehmung, Stimmungsmanagement

Es wird kein Material benötigt.

Die Teilnehmerinnen sitzen in einem Stuhl-/Hockerkreis.

Alle Teilnehmerinnen schauen auf den Boden. Die Übungsleiterin spricht das Kommando „1 – 2 – Hopp". Bei „Hopp" schaut jede Teilnehmerin einer Person der Wahl genau in die Augen. Treffen sich die Blicke zweier Teilnehmerinnen, scheiden diese beiden aus.

Während dieses Spiels sollte nicht gesprochen werden.

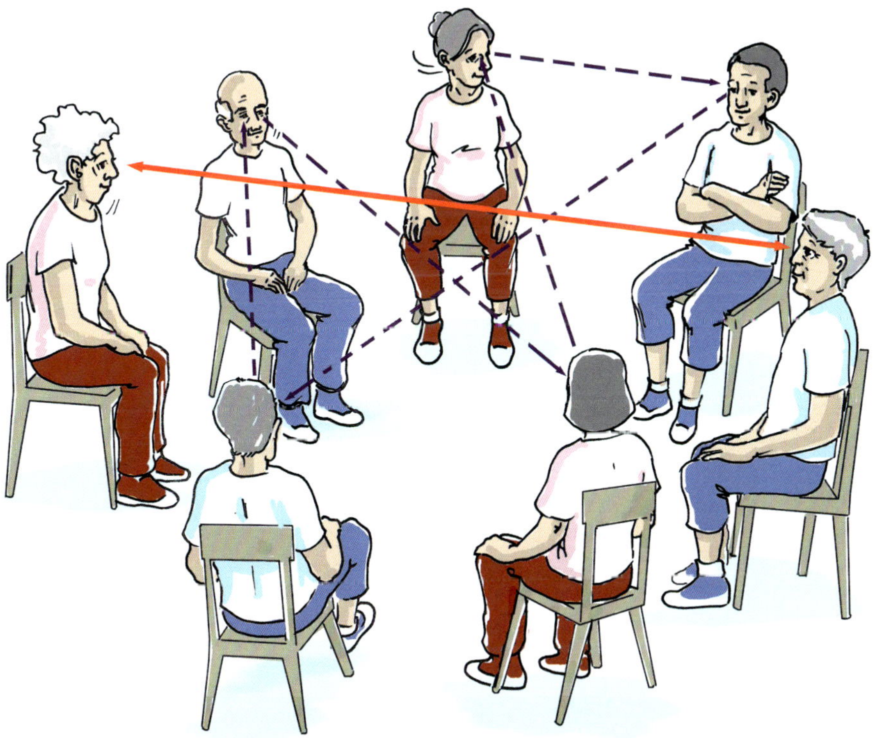

Oma, Löwe, Jäger

Einstimmung, Ausklang, Geselligkeit, Kooperation, Kommunikation, Wettkämpfen

Es wird kein Material benötigt.

Es werden zwei Teams gebildet.
Die beiden Teams stehen (hinter den Stühlen) in zwei Reihen einander gegenüber.

Das Spiel wird nach dem „Schnick-Schnack-Schnuck-Prinzip“ gespielt.
Es werden drei Charaktere bestimmt: Oma, Löwe, Jäger
Jedem Charakter wird eine bestimmte Bewegungen zugeordnet. (Oma: Schwingt ihren Gehstock über dem Kopf. Jäger: Schießt mit dem Gewehr. Löwe: Arme hochreißen und brüllen.)
Die Teammitglieder einigen sich auf einen Charakter, den sie auf ein Zeichen des Übungsleiters alle gleichzeitig darstellen.
Es werden mindestens drei Durchgänge gespielt. Anschließend wird das Gewinnerteam ermittelt: Oma schlägt Jäger / Jäger schlägt Löwe / Löwe schlägt Oma.

Der Übungsleiter kann mit den Teilnehmern alternative Charaktere mit dazu passenden Bewegungen überlegen.

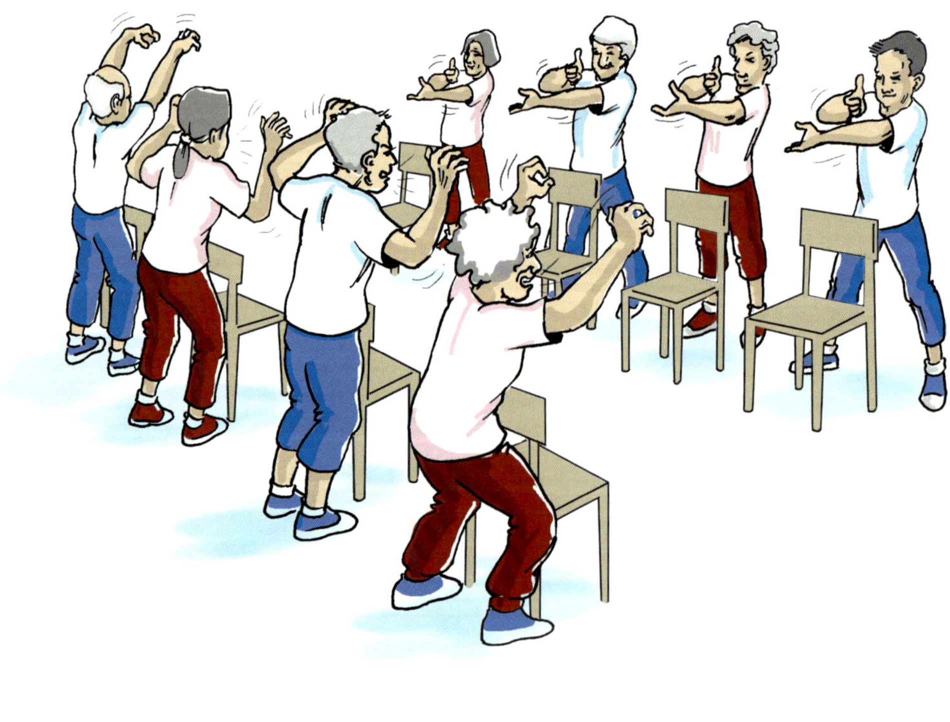

Alles im Eimer

Koordination, Ausklang, Wettkämpfen

Ein Eimer (Korb, Karton, Reifen o. ä.)
ausreichend Bälle oder anderes Wurfmaterial (Sandsäckchen, unterschiedlich große Bälle, Bierdeckel, Korken, Kastanien, o. ä.

Die Teilnehmerinnen sitzen in einem Stuhl-/Hockerkreis.
In der Mitte steht ein Eimer.
Die Teilnehmerinnen sind mit Wurfmaterial ausgestattet.

Die Teilnehmerinnen versuchen, das Wurfmaterial in den Eimer zu werfen.

- Ungewöhnliches Wurfmaterial verwenden
- Den Eimer erhöht positionieren
- Abstände variieren
- Als Wettbewerb spielen, Treffer zählen
- Zwei Teams spielen gegeneinander.

Je vielfältiger das zur Verfügung gestellte Material ist, desto größer die Herausforderung für die Teilnehmerinnen, sich darauf einzustellen.

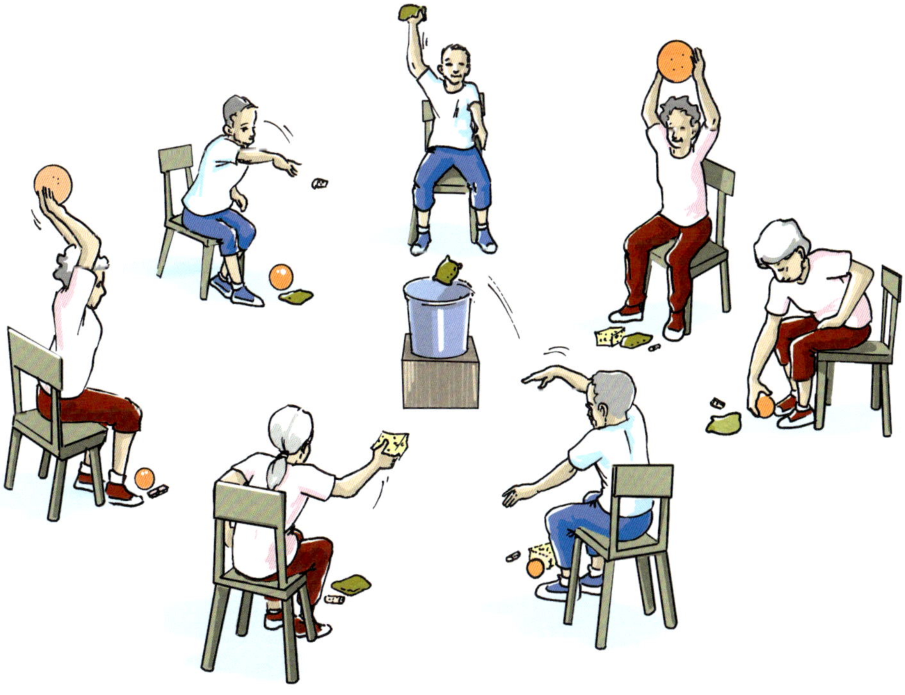

Werfen und Fangen

Das Werfen und Fangen zu trainieren macht Sinn. Und das im wahrsten Sinne des Wortes. Unser Sehsinn wird von Beginn unseres Lebens trainiert, schon sehr früh in der Entwicklung kommt die Fähigkeit der Augen-Hand-Koordination dazu. Sie ermöglicht uns, visuelle Informationen zu verarbeiten und die entsprechenden kognitiven Fähigkeiten zu entwickeln. Der Mensch lernt, passende und angemessene Reaktionen zu zeigen, um sich beispielsweise etwas zu nehmen, was vor ihm liegt, etwas auszuweichen oder abzufangen oder aber auch, sich selbst zu schützen, z. B. bei Sturzgefahr. Diese Fähigkeit der Augen-Hand-Koordination auch im zunehmenden Alter zu trainieren, in dem die Sehfähigkeit und die Koordination nachlassen, ist also durchaus von Bedeutung.

Das Werfen und Fangen von geeigneten Gegenständen ist eine optimale Übung, um die Koordination und die Reaktionsmuster zu verbessern und zu festigen. Werden die Übungen mit Zeitvorgabe („unter Zeitdruck") durchgeführt, trainiert dies in erster Linie die Reaktions-, Rhythmisierungs- und Umstellungsfähigkeit. Übungen „ohne Zeitdruck" stärken wiederum die Gleichgewichtsfähigkeit, da hier Bewegungen ggf. langsamer und anhaltender durchgeführt werden.

Geeignete Materialien sind Sandsäckchen in verschiedenen Schweregraden und Größen, Luftballons oder (Chiffon-)Tücher. Hier sind der Fantasie des Übungsleiters keine Grenzen gesetzt. Bälle sollten mit Bedacht ausgewählt werden, da hier die Hemmschwelle des Fangens häufig höher ist. Die folgenden Übungen sind für verschiedene Materialien konzipiert und können mit unterschiedlichen Gegenständen durchgeführt werden.

Ballon in der Luft

Koordination, Wahrnehmung, Informationsverarbeitungsgeschwindigkeit, Reaktion, Beweglichkeit

je Teilnehmer ein Luftballon

Die Teilnehmerinnen sitzen in einem Stuhl-/Hockerkreis oder sitzen sich paarweise einander gegenüber.

- Luftballon hochwerfen und wieder auffangen
- Luftballon im Wechsel mit der rechten und linken Hand in der Luft halten
- Luftballon nur mit einer Hand in der Luft halten
- Luftballon mit einer Hand – im Wechsel mit Handrücken und Handfläche in der Luft halten
- Luftballon nur mit einem bestimmten Finger in der Luft halten
- Luftballon vor dem Oberkörper loslassen – mit dem Knie hochspielen – wieder auffangen
- Luftballon wechselnd mit dem rechten und linken Knie in der Luft halten.

Die Teilnehmerinnen sitzen sich paarweise einander gegenüber und schlagen sich den Luftballon nach Vorgaben der Übungsleiterin (wie oben beschrieben) zu.

Sowohl im Stuhlkreis als auch bei der Partnerübung sollte der Übungsleiter Einfluss auf die Abstände zwischen den einzelnen Teilnehmerinnen nehmen und diese individuell anpassen.

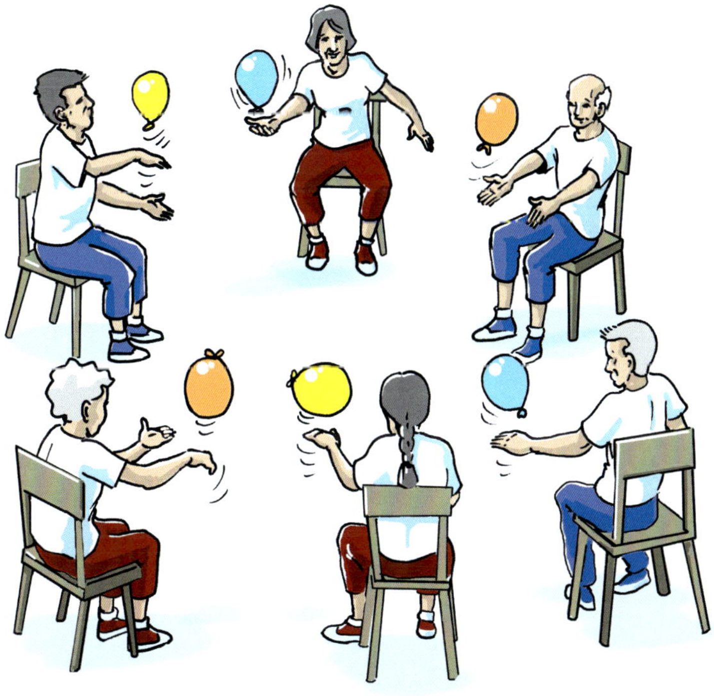

Sandsäckchen werfen

Koordination, Wahrnehmung, Informationsverarbeitungsgeschwindigkeit, Reaktion, Beweglichkeit

je Teilnehmer ein Sandsäckchen (Kirschkernsäckchen, o. ä.)

Die Teilnehmer sitzen sich paarweise im Abstand von ca. 1,5 m einander gegenüber.

Zunächst jeder Teilnehmer für sich:

- Sandsäckchen vor dem Oberkörper nach oben werfen und mit beiden Händen wieder auffangen
- Sandsäckchen nach oben werfen, zweimal in die Hände klatschen und mit beiden Händen wieder auffangen
- Mit der rechten Hand nach oben werfen und mit der rechten Hand wieder auffangen
- Mit der linken Hand nach oben werfen und mit der linken Hand wieder auffangen
- Von der rechten in die linke Hand werfen – und umgekehrt.

Partnerübung:

- Ein Sandsäckchen wird zwischen zwei Teilnehmern hin- und hergeworfen
- Zwei Sandsäckchen werden zeitgleich zwischen den Teilnehmern hin- und hergeworfen
- Mit beiden Händen, nur mit der rechten Hand, nur mit der linken Hand, abwechselnd mit der rechten und linken Hand
- Von unten werfen, von oben werfen
- Zwei Säckchen gleichzeitig werfen und fangen.

Den Abstand zwischen den Teilnehmern verkleinern oder vergrößern.

Die Übungen werden mit etwas mehr Abstand zwischen den Teilnehmern häufig als einfacher empfunden.
Wenn die Teilnehmer sich während der Übungen gut aufeinander eingestellt haben, kann ein Partnerwechsel zu einer neuen Herausforderung werden.

Prellen und fangen

Koordination, Wahrnehmung, Informationsverarbeitungsgeschwindigkeit, Reaktion, Beweglichkeit

gut prellbare Bälle in verschiedenen Größen (Tennisbälle, Tischtennisbälle, Volleybälle, Gymnastikbälle, o. ä.)

Die Teilnehmer sitzen sich paarweise im Abstand von ca. 3 m einander gegenüber.

Es sollen Bälle von möglichst unterschiedlicher Größen zwischen zwei Teilnehmern hin- und hergeprellt werden. Zunächst sollte jeder Teilnehmer verschiedene Bälle ausprobieren, um ein Gefühl für das Verhalten unterschiedlicher Bälle beim Prellen zu bekommen.
Zunächst probiert jeder Teilnehmer für sich ein paar der möglichst vielen verschiedenen Bälle aus.
Dann wird ein Ball dem gegenübersitzenden Teilnehmer zugeprellt. Dafür wird der Ball so auf den Boden geworfen, dass er zum gegenübersitzenden Teilnehmer springt. Auch bei der Partnerübung sollen möglichst viele verschiedene Bälle zum Einsatz kommen.

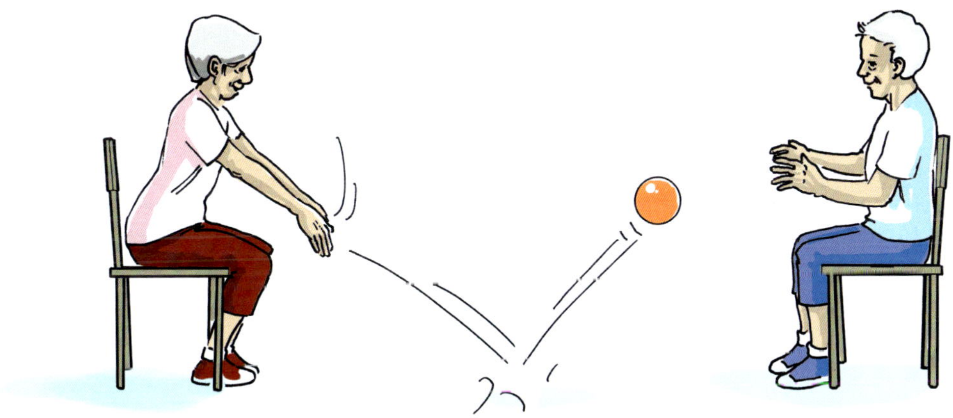

Gleichgewicht und Kräftigung

Der Gleichgewichtssinn stellt die Grundlage für viele motorische und sensorische Fähigkeiten dar. Daher sollte dieser Basissinn bis ins hohe Alter hinein regelmäßig trainiert werden, denn dann fallen auch andere Übungen und Herausforderungen zunehmend leichter.

Zur Bewältigung des Alltags sind außer dem Gleichgewichtsvermögen noch viele weitere Fähigkeiten erforderlich, die alle vom Gleichgewicht beeinflusst werden: u. a. Kraft, Koordination, Geschicklichkeit und Ausdauerfähigkeit. Das Training dieser Fähigkeiten ist in allen Übungs- und Bewegungsideen und in den Spielen in dieser Übungssammlung eingebettet. Die folgenden Übungen sollen noch einmal gesondert das Gleichgewichtssystem ansprechen.

Die motorischen Grundfähigkeiten der Teilnehmergruppe sind auch hier abhängig vom Trainingsstand und davon, wie häufig diese Fähigkeiten in der Vergangenheit benutzt oder trainiert wurden.

Das Gleichgewichtsorgan wird beeinflusst von motorischen, sensorischen und tiefenmuskulären (propriozeptiven) Reizen. Nahezu alle Bewegungen im Alltag erfordern die Fähigkeit, sich auszubalancieren, Widerstand gegen die Schwerkraft zu leisten oder sich im Raum zu orientieren. Da die Gleichgewichtsfähigkeit im Alter nachlässt und sich meistens auch noch Bewegungslosigkeit dazugesellt, hat dies eine außerordentlich negative Wirkung auf das vestibuläre System (Gleichgewichtssystem). Aus dieser Perspektive ist es also doppelt wichtig, die Teilnehmer zur Bewegung zu motivieren.

Das Training des Gleichgewichts oder der Balancefähigkeit trägt wesentlich zur Sturzprophylaxe bei; ein Thema, das viele Teilnehmer betrifft. Dies kann den Teilnehmern zur Verdeutlichung der Wichtigkeit der folgenden Übungen immer wieder ins Gedächtnis gerufen werden.

Bei den folgenden Übungen wird als Ausgangsposition häufig vorgeschlagen, dass die Teilnehmerinnen hinter einem Stuhl stehen sollten, damit die Rückenlehne bei Bedarf als Haltegriff zur Verfügung steht. Die Übungsleiterin sollte allerdings die Teilnehmerinnen immer wieder auffordern, auszuprobieren, wie viel Unterstützung nötig ist. Vielleicht muss sich gar nicht mit beiden Händen an der Lehne aufgestützt werden. Am besten zunächst mit beiden Händen, dann mit einer Hand, dann nur mit einem Finger und dann für eine Weile ganz frei trainieren.

Pendeln im Stand

Körperwahrnehmung, Konzentration, Rhythmus, Gleichgewicht

Es wird kein Material benötigt.

Die Teilnehmer stehen aufrecht hinter einem Stuhl.

Die Füße stehen etwas weiter als hüftbreit auseinander. Die Fußspitzen zeigen leicht nach außen. Aufrecht stehend und nach Möglichkeit mit geschlossenen Augen, pendeln die Teilnehmer hin und her. Die Teilnehmer versuchen, die pendelnden Bewegungen an ihren Atemrhythmus anzupassen. Bei gleicher Ausgangsposition pendeln die Teilnehmer vor und zurück.
Die Teilnehmer sollen nach Möglichkeit bis an ihre Gleichgewichtsgrenze pendeln, ohne dabei die Balance zu verlieren.

Die Teilnehmer können durch ‚Bilder' (schwanken wie ein Baum im Wind) des Übungsleiters zu eigenen Vorstellungen angeregt werden. Zur Unterstützung der Konzentration und Assoziation kann ruhige Musik eingesetzt werden.
Der Übungsleiter sollte in einem anschließenden Gespräch den Zusammenhang zwischen Sturzprävention, Haltung einnehmen, Haltung wahren und Haltung verlieren thematisieren.
Teilnehmer mit stärkeren Einschränkungen in Beweglichkeit, Fitness und Gleichgewicht sollten hinter einem Stuhl stehen, sodass die Rückenlehne bei Bedarf als Haltegriff verwendet werden kann.

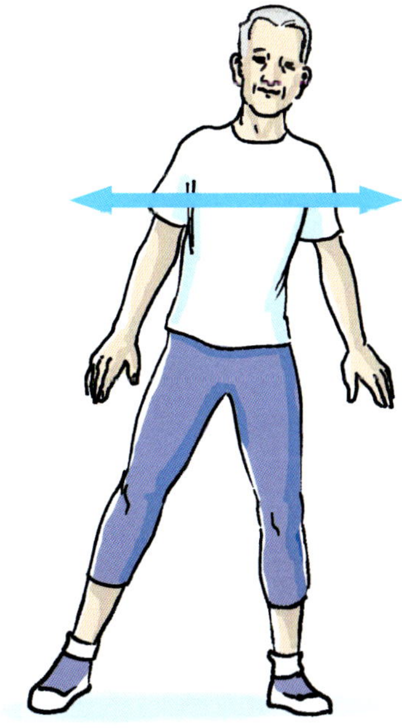

In Balance bleiben

Körperwahrnehmung, Konzentration, Gleichgewicht, Kräftigung

Es wird kein Material benötigt.

Die Teilnehmer stehen aufrecht hinter einem Stuhl.

Die Füße stehen etwas weiter als hüftbreit auseinander. Die Fußspitzen zeigen leicht nach außen.

- Im Wechsel die rechte und linke Ferse anheben und den Fuß mit der ganzen Fußsohle wieder abstellen
- Beide Fersen anheben (in den Zehenstand) und die Füße mit der ganzen Fußsohle wieder abstellen
- Im Wechsel die rechte und linke Fußspitze hochziehen und den Fuß mit der ganzen Fußsohle wieder abstellen
- Beide Fußspitze hochziehen (Körpergewicht auf die Fersen verlagern) und den Fuß mit der ganzen Fußsohle wieder abstellen.

- Ein Bein seitlich anheben und versuchen, das Körpergewicht nur auf einem Bein in den Zehenstand nach oben drücken.

Selbstverständlich sollten Teilnehmer mit stärkeren Einschränkungen in Beweglichkeit, Fitness und Gleichgewicht hinter einem Stuhl stehen, sodass die Rückenlehne bei Bedarf als Haltegriff verwendet werden kann.
Die Übungen sollten jeweils 10 bis 15 Mal (bzw. bis zur Muskelerschöpfung) wiederholt werden. Der Übungsleiter sollte auf die langsame Ausführung der Übung achten. Als Unterstützung für die Teilnehmer kann er beim Anheben und Absenken jeweils langsam bis vier zählen.

Beine schwingen

Gleichgewicht, Beweglichkeit

Es wird kein Material benötigt.

Die Teilnehmerinnen stehen aufrecht etwas seitlich hinter einem Stuhl.

- Ein Bein gestreckt vom Boden anheben und vor- und zurückschwingen
- Ein Bein beugen und vor- und zurückschwingen
- Ein Bein gestreckt vom Boden anheben und vor dem Standbein nach links und rechts schwingen
- Ein Bein vom Boden anheben und neben dem Standbein ein „acht“ schwingen (mit der Fußsohle eine acht auf den Boden ‚malen‘)
- Alle Übungen gegengleich mit dem anderen Bein ausführen.

Die Übungen sollten jeweils 10 bis 15 Mal (bzw. bis zur Muskelerschöpfung) wiederholt werden. Selbstverständlich sollten Teilnehmer mit stärkeren Einschränkungen in Beweglichkeit, Fitness und Gleichgewicht hinter einem Stuhl stehen, sodass die Rückenlehne bei Bedarf als Haltegriff verwendet werden kann.

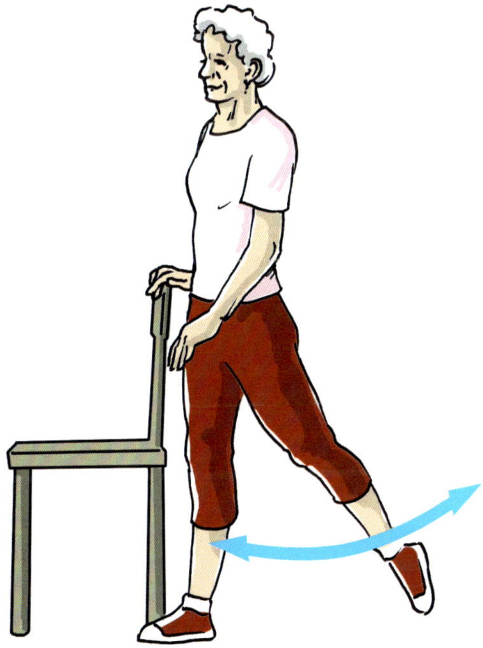

Knie beugen

Gleichgewicht, Kräftigung

Es wird kein Material benötigt.

Die Teilnehmerinnen stehen aufrecht hinter einem Stuhl.

Die Füße stehen etwas weiter als hüftbreit auseinander. Die Fußspitzen zeigen leicht nach außen.
Die Knie langsam beugen und das Gesäß so nach hinten schieben, als wollte man sich hinsetzen – also nicht nach unten, sondern nach hinten unten. Dabei ist darauf zu achten, dass die Knie nicht nach vorn geschoben werden und der Rücken gerade bleibt. Dann langsam wieder hoch in die Ausgangsposition drücken.

Teilnehmer mit Einschränkungen in Beweglichkeit, Fitness und Gleichgewicht sollten hinter einem Stuhl stehen, sodass die Rückenlehne bei Bedarf als Haltegriff verwendet werden kann.
Die Übungen sollten jeweils 10 bis 15 Mal (bzw. bis zur Muskelerschöpfung) wiederholt werden.
Der Übungsleiter sollte auf die langsame Ausführung der Übung achten. Als Unterstützung für die Teilnehmer könnte er beim Beugen und Hochdrücken jeweils langsam bis vier zählen.
Die Übung wird schwieriger durch tieferes und langsameres Absenken und Hochdrücken des Gesäßes.

Aufstehen und Hinsetzen

Gleichgewicht, Kräftigung

Es wird kein Material benötigt.

Die Teilnehmerinnen stehen vor einem Stuhl oder sitzen auf einem Stuhl.

Die Teilnehmerinnen sitzen auf dem vorderen Teil der Sitzfläche. Die Füße stehen etwas mehr als hüftbreit auseinander auf dem Boden.

- Den Körperschwerpunkt so weit nach vorne über die Füße bringen, dass das Gesäß vom Stuhl hochgehoben werden kann
- Der Rücken soll dabei gerade bzw. gestreckt bleiben
- Im Stehen den ganze Körper aufrichten
- Dann langsam wieder hinsetzen.

Die Teilnehmerinnen, für die der beschriebene Bewegungsablauf nicht möglich ist, benutzen für das Aufstehen die Armlehnen als Stütze. Außerdem kann das Aufstehen und Hinsetzen mit verschiedenen Fußstellungen (Schrittstellung) ausprobiert werden.

Die Übungen sollten jeweils 10 bis 15 Mal (bzw. bis zur Muskelerschöpfung) wiederholt werden. Teilnehmerinnen mit eingeschränkter Kraftfähigkeit sollten diese Übungen zunächst auf einem Stuhl mit Armlehne durchführen. Wenn ausreichend Stühle verfügbar sind, könnte unsicheren Teilnehmern ein zweiter Stuhl so bereitgestellt werden, dass sie auf einem Stuhl sitzen und einen Stuhl vor sich haben. Die Rückenlehne des vorderen Stuhls kann beim Aufstehen und Hinsetzen als Unterstützung benutzt werden.

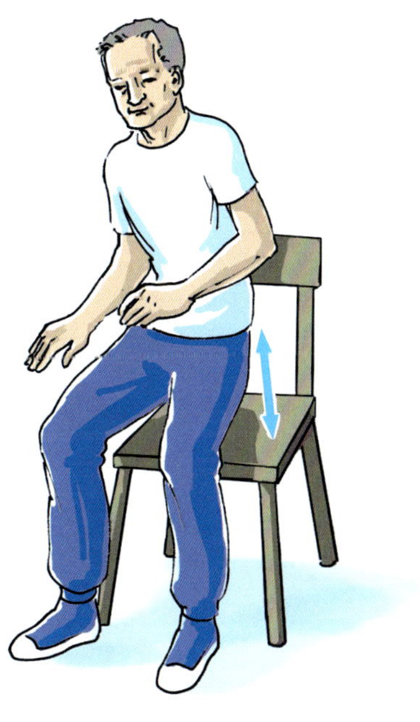

Einbeinstand

Gleichgewicht, Kräftigung

labile Unterlagen (z. B. Gymnastikmatte, Weichbodenmatte, Aero-Step, Balance-Pad, Kissen, zusammengerollte Decke, o. ä.)

Die Teilnehmerinnen stehen aufrecht auf einem labilen Untergrund, auf einer Matte oder einfach am Boden.

Die Übungsleiterin fordert die Teilnehmerinnen auf, für zehn Sekunden auf ihrem „Lieblingsbein" und anschießend zehn Sekunden auf dem anderen Bein zu stehen. Anschließend vergleichen die Teilnehmerinnen die Gleichgewichtsfähigkeit auf ihrem rechten und linken Bein miteinander.

- Die Teilnehmerinnen stellen sich (ganz ohne oder mit geringstmöglicher Unterstützung durch Halten an der Stuhllehne) in den Einbeinstand
- Das Standbein ist leicht gebeugt und das angehobene Bein ist im Hüftgelenk leicht nach außen rotiert
- Der Oberkörper ist aufgerichtet und die Handflächen zeigen nach vorne
- Nach einer maximalen Standzeit je Bein von 15 Sekunden wird ohne Pause auf das andere Bein gewechselt.

Je nach Kraft- und Gleichgewichtsfähigkeit der Teilnehmerinnen soll der Einbeinstand auf labilen oder sogar instabilen und wackeligen Unterlagen geübt werden.
Bei guter Gleichgewichtsfähigkeit kann die Übung mit geschlossenen Augen durchgeführt werden.

Die Übung sollte jeweils 10 bis 15 Mal (bzw. bis zur Muskelerschöpfung) wiederholt werden. Teilnehmer mit eingeschränkter Kraft- und Gleichgewichtsfähigkeit sollten hinter einem Stuhl stehen, sodass die Rückenlehne bei Bedarf als Haltegriff verwendet werden kann.

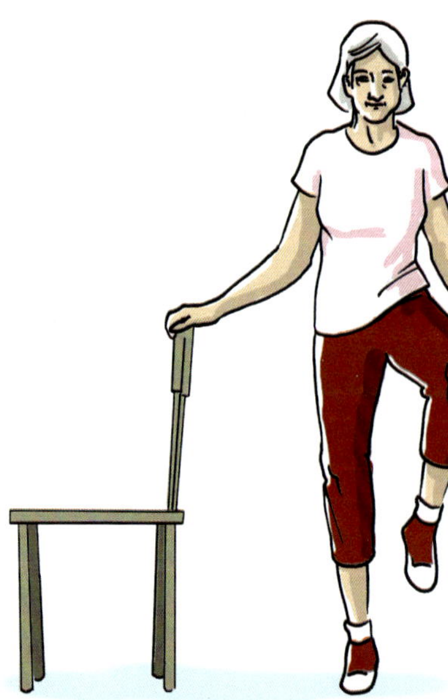

Einbeinstand mit Zusatzaufgaben

Gleichgewicht, Kräftigung

labile Unterlagen (z. B. Gymnastikmatte, Weichbodenmatte, Aero-Step, Balance-Pad, Kissen, zusammengerollte Decke, o. ä.)
je Teilnehmer ein Chiffon-, Hals- oder Handtuch
je Teilnehmer ein Luftballon

Die Teilnehmerinnen stehen hinter einem Stuhl.

Die Teilnehmerinnen stellen sich (ganz ohne oder mit geringstmöglicher Unterstützung durch Halten an der Stuhllehne) in den Einbeinstand. Das Standbein ist leicht gebeugt und das angehobene Bein ist im Hüftgelenk leicht nach außen rotiert. Eine der folgenden Zusatzaufgaben wird ausgeführt:

- Tuch um den Oberkörper herumgeben (von einer Hand in die andere Hand) – Richtung wechseln
- Tuch um den Oberschenkel des angehobenen Beines herumgeben – Richtung wechseln
- Tuch wechselnd hinter dem Rücken und über dem Kopf in die jeweils andere Hand geben
- Tuch auf dem Oberschenkel des angehobenen Beines ablegen und balancieren
- Tuch abwechselnd in der rechten und linken Hand nach oben führen
- Tuch hoch werfen/zupfen und mit der anderen Hand fangen
- Einen Luftballon abwechselnd mit der rechten und linken Hand in der Luft halten.

ohne Material:

- Fingerspitzen der rechten und linken Hand im Wechsel vor und hinter dem Oberkörper zusammentippen
- Fingerspitzen der rechten und linken Hand im Wechsel hinter dem Oberkörper und über dem Kopf zusammentippen
- Abwechselnd mit der Fußspitze und der Ferse des angehobenen Fußes auf den Boden tippen (Hacke-Spitze-Hacke-Spitze- usw.).

Je nach Kraft- und Gleichgewichtsfähigkeit der Teilnehmerinnen soll der Einbeinstand auf labilen oder sogar instabilen und wackeligen Unterlagen geübt werden.
Alle Übungen im Wechsel mit dem rechten und linken Bein durchführen.

Die Übung sollte jeweils 10 bis 15 Mal (bzw. bis zur Muskelerschöpfung) wiederholt werden.

Tandem-Stand

Gleichgewicht, Kräftigung

Es wird kein Material benötigt.

Die Teilnehmerinnen stehen hinter einem Stuhl.

Die Teilnehmerinnen stehen mit aufgerichtetem Oberkörper (ganz ohne oder mit geringstmöglicher Unterstützung durch Halten an der Stuhllehne) im Tandem-Stand. Dabei stehen die Füße nicht nebeneinander, sondern so hintereinander, dass die Ferse des vorderen Fußes die Fußspitze des hinteren Fußes berührt. Die Knie sind leicht gebeugt.

- Das Körpergewicht gleichmäßig auf beide Füße verteilen und die Position für 15 Sekunden halten
- Der Körper ist aufgerichtet, der Blick geht geradeaus
- Die Übung im Wechsel mit dem rechten und linken Fuß vorne bzw. hinten ausführen
- Bei guter Gleichgewichtsfähigkeit kann die Übung mit geschlossenen Augen durchgeführt werden.

Die Übung sollte jeweils 10 bis 15 Mal (bzw. bis zur Muskelerschöpfung) wiederholt werden. Teilnehmer mit eingeschränkter Kraft- und Gleichgewichtsfähigkeit sollten hinter einem Stuhl stehen, sodass die Rückenlehne bei Bedarf als Haltegriff verwendet werden kann. Möglicherweise fällt es einigen Teilnehmerinnen zunächst schwer, bei dieser Übung nicht auf ihre Füße zu schauen. Die Übungsleiterin sollte immer wieder auf eine aufgerichtete Körperhaltung hinweisen.

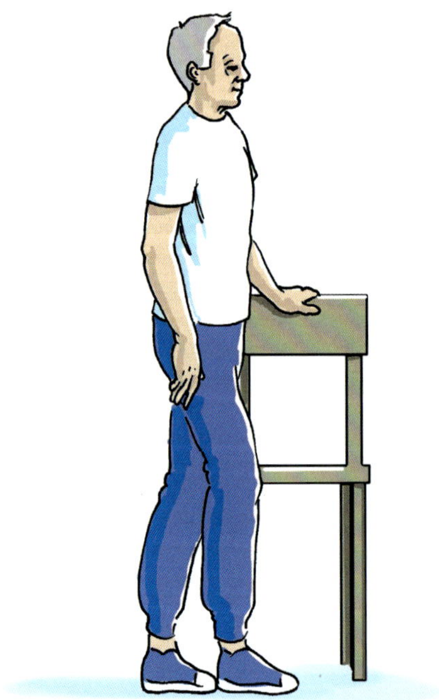

Tandem-Gang

Gleichgewicht, Kräftigung

je Teilnehmerin ein Physioband (Springseil, Schnüre o. ä.)

Die Physiobänder (oder anderes Material, mit dem eine Linie auf dem Boden markiert wird) sind so zu den Stühlen platziert, dass sich die Teilnehmerinnen bei Bedarf an der Stuhllehne halten können.

Die Teilnehmerinnen stehen mit aufgerichtetem Oberkörper (ganz ohne oder mit geringstmöglicher Unterstützung durch Halten an der Stuhllehne) auf der Markierung am Boden.

- Im Tandem-Gang so auf der Linie gehen, dass die Ferse des vorne aufgesetzten Fußes die Fußspitze des hinteren Fußes berührt
- Auf der markierten Linie im Wechsel einige Tandem-Schritte vorwärts und rückwärts gehen
- Bei guter Gleichgewichtsfähigkeit kann die Übung mit geschlossenen Augen durchgeführt werden.

Möglicherweise fällt es einigen Teilnehmerinnen zunächst schwer, bei dieser Übung nicht auf ihre Füße zu schauen. Die Übungsleiterin sollte immer wieder auf eine aufgerichtete Körperhaltung hinweisen.
Stehen keine Physiobänder o. ä. zur Verfügung, kann mit Kreppklebeband eine Linie auf den Boden geklebt werden. Kreppklebeband ist in der Regel sehr leicht wieder zu entfernen.

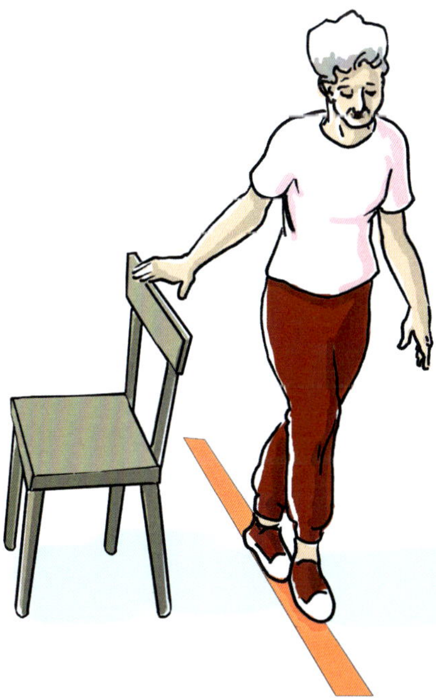

Ball am Fuß

Gleichgewicht, Kräftigung

je Teilnehmer ein Ball (Gymnastik-, Redondo-, Schaumstoffball o. ä.)

Die Teilnehmer stehen hinter einem Stuhl.

Die Teilnehmer stehen aufrecht (ganz ohne oder mit geringstmöglicher Unterstützung durch Halten an der Stuhllehne). Ein Fuß wird auf einen am Boden liegenden Ball abgestellt.

- Den Ball auf dem Boden vor- und zurückbewegen
- Abwechselnd mit der Fußspitze auf den Ball und außen neben den Ball auftippen
- Abwechselnd mit dem rechten und linken Fuß auf den Ball tippen
- Mit dem Ball auf dem Boden kleine kreisende Bewegungen ausführen – Richtung wechseln.

Teilnehmer mit eingeschränkter Kraft- und Gleichgewichtsfähigkeit sollten hinter einem Stuhl stehen, sodass die Rückenlehne bei Bedarf als Haltegriff verwendet werden kann.

Beine in die Höhe

Gleichgewicht, Kräftigung

Es wird kein Material benötigt.

Die Teilnehmer sitzen in einem Stuhlkreis.

Die Teilnehmer sitzen aufrecht mit angelehntem Rücken. Bei Bedarf sollen sich die Teilnehmer an den Armlehnen festhalten.

- Den rechten Fuß ca. 10 cm vom Boden anheben, mit dem rechten Knie kleine Kreise „in die Luft malen“, mit Richtungswechsel – ebenso mit dem linken Bein
- Den rechten Fuß ca. 10 cm vom Boden anheben, das rechte Bein im Kniegelenk strecken und wieder bis über den Boden zurückführen (Fuß nicht abstellen) – ebenso mit dem linken Bein
- Beide Füße ca. 10 cm vom Boden anheben
- Im Wechsel das rechte und linke Bein im Kniegelenk strecken – die Füße dabei nicht abstellen, sondern weiter ca. 10 cm über dem Boden halten
- Beide Beine in den Kniegelenken strecken und wieder zurückführen (Füße bleiben 10 cm über dem Boden)
- Beide Beine im Kniegelenk strecken und kreuzen (Beinschere) – abwechselnd das rechte und linke Bein oben bzw. unten.

Die Übung „Beinschere“ darf von Teilnehmern mit künstlichem Hüftgelenk nicht durchgeführt werden.
Die Übungen sollten jeweils 10 bis 15 Mal (bzw. bis zur Muskelerschöpfung) wiederholt werden.

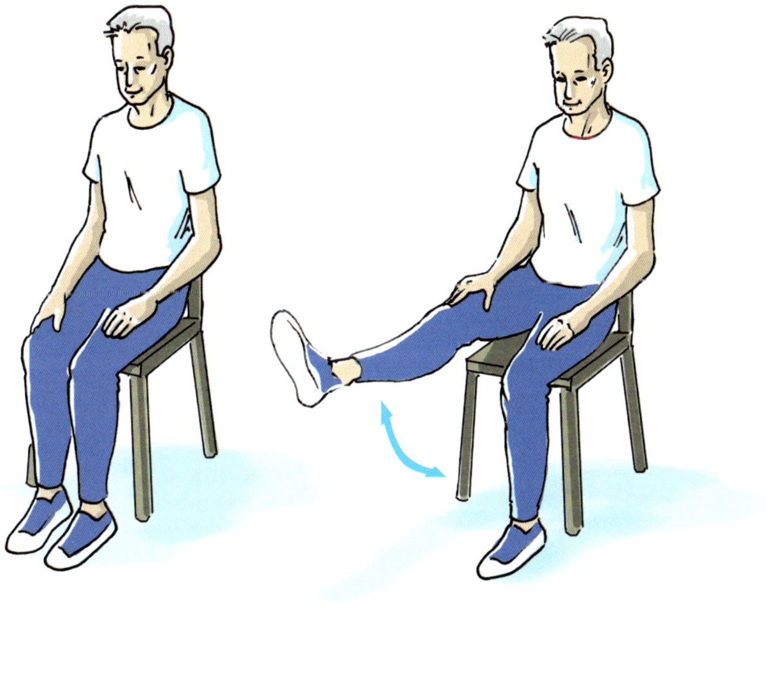

Arme in die Höhe

Gleichgewicht, Kräftigung

Es wird kein Material benötigt.

Die Teilnehmer sitzen in einem Stuhlkreis.

Die Teilnehmer sitzen aufrecht mit angelehntem Rücken. Die Hände sind auf den Oberschenkeln abgelegt.

- Im Wechsel den rechten und linken Arm gestreckt nach oben führen und die Hände wieder auf den Oberschenkeln ablegen
- Beide Arme gestreckt nach oben führen und die Hände wieder auf den Oberschenkeln ablegen
- Beide Arme gestreckt nach oben führen – Arme so beugen, dass Ober- und Unterarm einen rechten Winkel ergeben und die Ellenbogen etwa auf Schulterhöhe sind (U-Halte) – den Oberkörper mit geradem Rücken leicht nach vorne neigen – wieder zurück in die aufrechte Haltung – und die Hände wieder auf den Oberschenkeln ablegen
- Beide Arme gestreckt nach oben führen (V-Halte) – Daumen zeigen nach hinten –wechselnd den rechten und linken Arm noch ein wenig mehr nach oben strecken – Arme wieder nach unten führen, mit den Ellenbogen auf den Oberschenkeln abstützen.

Die Übungen sollten jeweils 10 bis 15 Mal (bzw. bis zur Muskelerschöpfung) wiederholt werden.

Überkreuz

Gleichgewicht, Beweglichkeit, Koordination, Kräftigung

Es wird kein Material benötigt.

Die Teilnehmer sitzen in einem Stuhlkreis.

Die Teilnehmer sitzen aufrecht auf der vorderen Hälfte der Sitzfläche.

- Den rechten Arm gestreckt nach oben führen, das linke Bein strecken und den Fuß weit links auf dem Boden abstellen – die rechte Hand und das linke Knie (etwa vor dem Bauchnabel) zusammenführen – wieder zurück in die Ausgangsposition
- Beide Arme gestreckt nach oben rechts führen (evtl. einen gedachten Gegenstand mit beiden Händen greifen) – diesen Gegenstand unten links auf dem Boden ablegen
- Die Unterarme kreuzen – mit der rechten Hand den linken Ellbogen und mit der linken Hand den rechten Ellenbogen fassen – Ellenbogen etwa in Schulterhöhe – Oberkörper langsam wechselnd nach rechts und links drehen – Beine und Becken bewegen sich möglichst nicht mit
- Alle Bewegungsfolgen gegengleich rechts und links ausführen.

Die Übungen sollten jeweils 10 bis 15 Mal (bzw. bis zur Muskelerschöpfung) wiederholt werden.

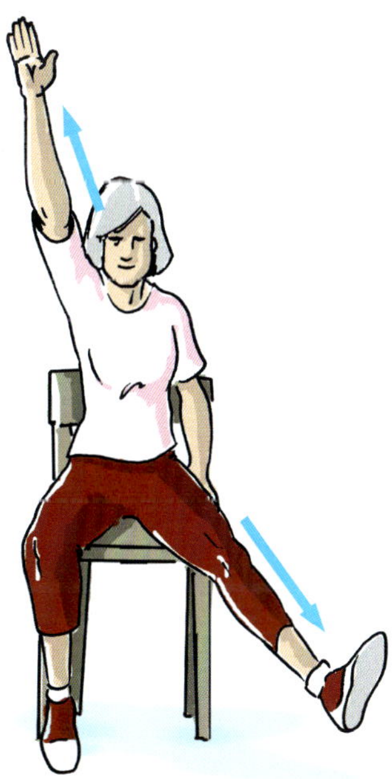

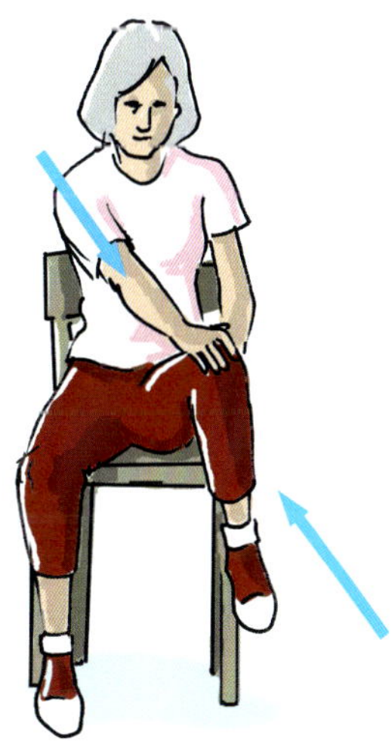

Literatur

Eisenburger, M. (2012): „Zuerst muss die Seele beegt werden...“, Verlag modernes lernen, Dortmund

Harms, Heidrun & Dreischult, Gaby (1995): Musik erleben und gestalten, Urban und Fischer Verlag, Elsevier GmbH, München

Kunert, Christian & Szepanski, Jörg (2014): Vital & Sicher – Moderne Sturzprävention, Hofmann-Verlag, Schlondorf

Lubowsky, Georg (2006): Psychomotorik mit Älteren – Skript Lehrtagung „älter werden – aktiv bleiben“, Cloppenburg-Stapelfeld

Pfitzner, Tina (2012): Bewegungsspiele für Senioren, Limpert Verlag GmbH, Wiebelsheim

Pfitzner, Tina: „Das Skatblatt als Sportgerät“, SportPraxis, Heft 12/2012, S. 44-47

Philippi-Eisenburger, M. (1991): Praxis der Bewegungsarbeit mit älteren Menschen, Schorndorf

Tittlbach, Susanne, Binder, Martin & Bös, Klaus (2012): Bewegt im hohen Alter, Kursmanual, Meyer & Meyer Verlag, Aachen

Winkler, Jörn & Regelin, Petra (2012): Standfest und Stabil, Kursmanual, Meyer & Meyer Verlag, Aachen

Internet

https://www.dosb.de/sportentwicklung/sport-der-aelteren/demografische-entwicklung/
(Abruf: 08.08.2018)

Tabellarische Übersicht als Orientierungshilfe für eine Spielauswahl

Spielname	Seite	Koordination/ Motorik	Stimmungs-management	Gehirntraining	Wahrnehmung	Soziale Kompetenz	Gesundheit
Gymnastiklied	16	●	●			●	●
Trimm Dich	18	●	●	●		●	●
Hast Du Freude	19	●	●	●		●	●
Zum Geburtstag	20	●		●		●	●
Froh zu sein bedarf es wenig	22	●	●	●		●	●
Ein kleiner Matrose	23	●	●	●		●	●
Ein Huhn das fraß, man glaub es kaum	24	●	●	●		●	●
Es war eine Mutter	25	●	●	●		●	●
Politiker-Tanz	28		●	●		●	
Energie-Tanz	29	●	●	●	●	●	●
Bewegungskanon	30	●	●	●	●	●	●
Tanz mit Papptellern	32	●	●	●		●	
Erfindertanz mit Tuch	34	●	●			●	
Rheumatanz	36	●	●	●		●	
Klapptanz	38	●	●			●	
Klatschmarsch	39	●	●			●	
Hände zu Fäusten ballen	41	●		●			●
Finger falten / kreisen / kreuzen	42	●		●			●
Finger tippen	43	●		●			●
Fingerhakeln	44	●		●			
Fingerschnappen	45	●		●	●	●	
Zahlenkombinationen tippen	46	●		●			●
Zeig her deine Finger	47	●		●			●
Fingerübungen mit Stiften	48	●		●			●
Fingerübungen mit Kugeln / Murmeln / Kastanien	49	●		●			●
Fingerübungen mit Knöpfen	50	●		●			●
Fingerübungen mit Korken	51	●		●		●	●
Fingerübungen mit Wäscheklammern	52	●		●			●
Daumen hoch	53	●		●	●		
Fingerakrobatik	54	●		●			●
Victory und Pistole	55	●		●			●
Schere, Stein, Papier	56	●		●		●	
Fuß- / Muskelpumpe	58	●					●
Twist im Sitzen	59	●					●
Fuß-Fitness	60	●					●
Zeitung falten und zerreißen	61	●				●	●

Spielname	Seite	Koordination/ Motorik	Stimmungs-management	Gehirntraining	Wahrnehmung	Soziale Kompetenz	Gesundheit
Bänder verknoten	62	●				●	●
Fußsohlenmassage	63	●			●		●
Tuchziehen	64	●				●	●
Greifen und einsammeln	65	●				●	●
Korken werfen	66	●				●	●
Atemübungen vorbereiten	68		●		●		●
Durch Atmung entspannen	69		●		●		●
Atemwahrnehmung	70		●		●		●
Atmung und sanfte Bewegung	71		●		●		●
Atemgedicht	72				●		●
Lachkanon	73	●	●		●		●
Lachen auf Kommando	74	●	●		●		●
Karten werfen	76	●	●		●	●	
Karten zeigen	77			●	●		
Meine Schenkel – Deine Schenkel	78	●		●	●		
Reaktion ist Trumpf	79			●	●		
Gefühlsbewegung	80		●			●	
Was machst Du da?	81		●	●	●	●	
Schenkel klopfen	82	●		●	●		
1 – 2 - Hopp	83		●		●		
Oma, Löwe, Jäger	84		●			●	
Alles im Eimer	85	●	●			●	
Ballon in der Luft	87	●		●	●		
Sandsäckchen werfen	88	●		●	●		
Prellen und fangen	89	●		●	●		
Pendeln im Stand	91	●			●		
In Balance bleiben	92	●			●		●
Beine schwingen	93	●					
Knie beugen	94	●					●
Aufstehen und Hinsetzen	95	●					●
Einbeinstand	96	●					●
Einbeinstand mit Zusatzaufgaben	97	●					●
Tandem-Stand	98	●					●
Tandem-Gang	99	●					●
Ball am Fuß	100	●					●
Beine in die Höhe	101	●					●
Arme in die Höhe	102	●					●
Überkreuz	103	●					●

Fit und gesund i

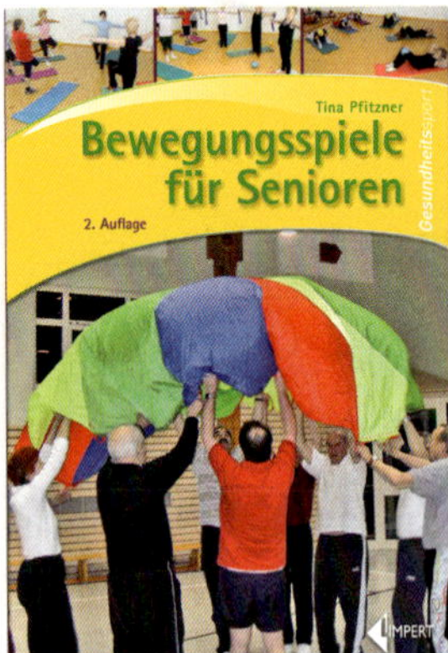

Tina Pfitzner

Bewegungsspiele für Senioren

Wer rastet – der rostet, sagt ein altes Sprichwort. Bewegung und Fitness sind daher wichtig, vor allen Dingen, wenn man altersbedingt ohnehin schon etwas eingeschränkter in seinen Bewegungsabläufen ist. Weil damit auch nicht mehr so jede Übung „passt", liefert dieses Praxisbuch bewährte, abwechslungsreiche und motivierende Spiel- und Übungskonzepte für Menschen im fortgeschrittenen Lebensalter, die auch berücksichtigen, dass das Leistungsvermögen innerhalb einer Gruppe meist sehr heterogen ist.

2. Aufl., 112 S., 45 farb. Abb., kart., 16,5 x 24 cm.
ISBN 978-3-7853-1938-3, Best.-Nr.: 343-01938

€ 14,95

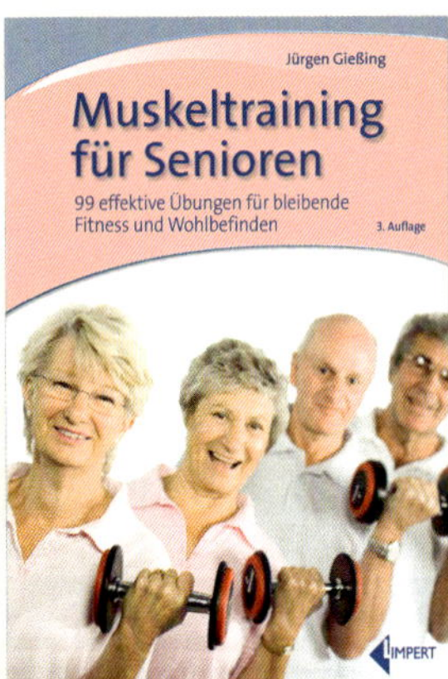

Jürgen Gießing

Muskeltraining für Senioren

Ohne gezieltes Muskeltraining verliert der Mensch mit Beginn des 30. Lebensjahrs jährlich bis zu 3 % seiner Muskelsubstanz. Dieser schleichende und auf den ersten Blick kaum erkennbare Muskelabbau lässt sich nicht nur stoppen, sondern sogar umkehren. Das vorliegende Buch beschreibt eine große Auswahl an geeigneten Übungen, die ohne großen Aufwand und in vielen Fällen auch ohne spezielle Trainingsgeräte ausgeführt werden können. Die Übungen eignen sich deshalb ganz hervorragend für das Training im Verein oder ganz einfach zu Hause. Die 3. Auflage wurde um 21 Übungen erweitert, wodurch ein noch umfangreicheres, individuell gestaltetes Training ermöglicht wird. Zahlreiche isometrische Übungen erleichtern dabei den Einstieg in ein langfristig erfolgreiches Muskeltraining!

3. erw. Aufl., 160 S., ca. 150 farb. Abb., kart., 16,5 x 24 cm.
ISBN: 978-3-7853-1989-5, Best.-Nr.: 343-01989

€ 14,95

LIMPERT
Limpert Verlag GmbH
Industriepark 3 · 56291 Wiebelsheim
Tel. 06766/903-160 · Fax 06766/903-320

edem Alter

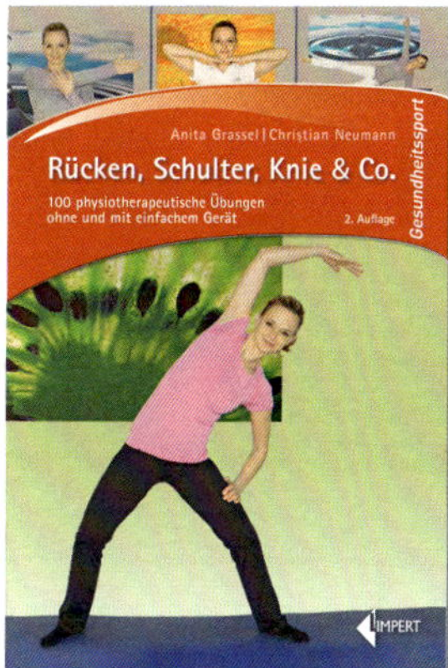

Anita Grassel/Christian Neumann

Rücken, Schulter, Knie & Co.

100 physiotherapeutische Übungen ohne und mit einfachem Gerät

Bewegung hilft, Rücken und Gliederschmerzen zu lindern oder gar zu heilen, macht oder hält schlank, fördert den Stoffwechsel und sorgt für einen besseren Schlaf. Kurz: Bewegung hält gesund und macht glücklich! Dennoch bewegen sich 80 % der Menschen in unseren Breiten zu wenig und verzichten damit auf ein gutes Stück Lebensqualität! Die hier vorgestellten 100 Übungen umfassen alle wichtigen Körperregionen von der Halswirbelsäule bis zu den Knien. Alle Übungen sind ohne oder lediglich mit einfachem Gerät durchführbar und sowohl für akute Schmerzphasen, als Rehabilitationsbegleitung oder auch einfach nur für die Prävention geeignet.

2. Auflage, 136 S., 342 farb. Abb., 6 Strichabb., kart., 16,5 x 24 cm.
ISBN 978-3-7853-1955-0 , Best.-Nr.: 343-01955

€ 16,95

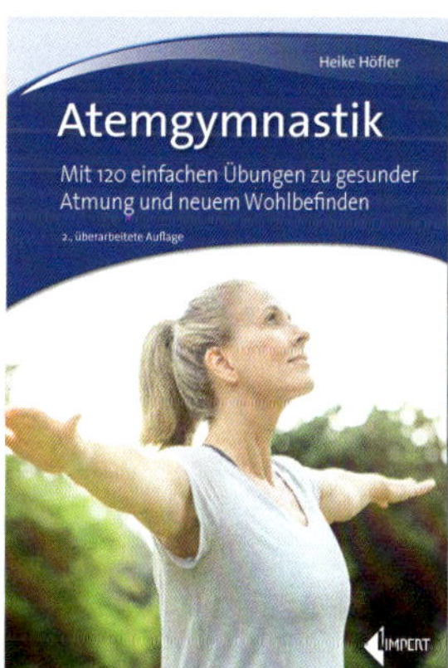

Heike Höfler

Atemgymnastik

Mit 120 einfachen Übungen zu gesunder Atmung und neuem Wohlbefinden

Bewegungsmangel oder einfach falsche Atemgewohnheiten führen zu Sauerstoffmangel und damit zwangsläufig zu Unwohlsein, Müdigkeit oder sonstigen, die Lebensqualität beeinträchtigenden Folgen. Das muss nicht sein. Diese in langjähriger Praxis erprobten Programme zur Erlangung einer optimalen Atemtechnik lassen sich problemlos in alle Sportstunden einbauen, sind aber auch jederzeit als eigenständige Übungseinheiten einsetzbar. Für die Umsetzung werden außer Stuhl, Hocker, Thera-Band und Gymnastik-Stab keine besonderen Geräte benötigt.

2., überarbeitete Aufl., 168 S., 69 farb. Abb., 7 Strichzeichnungen, 1 Grafik, kart., 16,5 x 24 cm.
ISBN 978-3-7853-1950-5 , Best.-Nr.: 343-01950

€ 14,95

Preisstand 2022. Änderungen vorbehalten. Preise zzgl. Versandkosten

Alle lieferbaren Titel finden Sie unter
www.limpert.de